AF325280

RECHERCHES

SUR

LE POULS,

PAR RAPPORT AUX CRISES,

Par M. THÉOPHILE DE BORDEU, Docteur en Médecine des Facultés de Paris & de Montpellier.

TOME III.

PREMIÈRE PARTIE,

CONTENANT les décisions de plusieurs savans Médecins sur la Doctrine du Pouls, avec des Réflexions & quelques Dissertations qui n'ont point encore vu le jour; on y a joint une Dissertation nouvelle sur les sueurs critiques & leurs pouls.

In vitium ducit culpæ fuga, si caret Arte.
Horat.

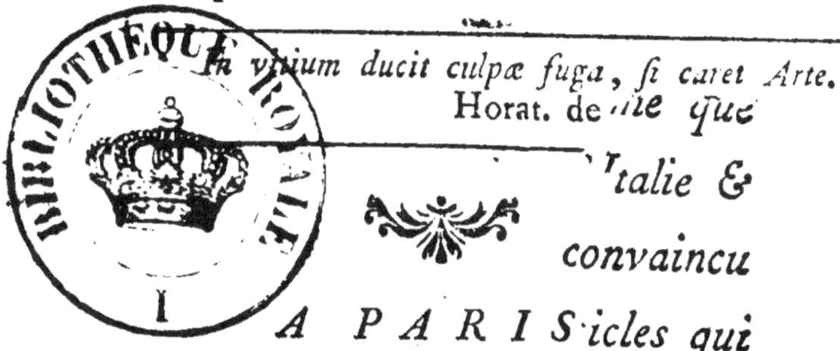

A PARIS

Chez THÉOPHILE BARROIS le jeu.;
des Augustins, N°. 18.

M. DCC. LXXXVI.

Avec Approbation, & Privilège d

AVIS DU LIBRAIRE.

CE troisième Volume, qui contient les décisions de plusieurs savans Médecins, se vend séparément pour la commodité de ceux qui ont acheté les deux premiers : on y trouvera des Réflexions importantes qui n'ont pas encore vu le jour, & qui font nécessaires pour la suite de l'Histoire du Pouls, qui devient de plus en plus un objet digne de l'attention des vrais Amateurs de l'Art. La France s'en occupe, de même que l'Espagne, l'Angleterre, l'Italie & l'Allemagne : on en sera convaincu par la lecture des divers articles qui composent cette Edition, qui a été traduite en Italien , comme la première l'a été en Anglois ; encore ne contient-elle pas tout ce qui a vu le jour, fur cette matière, dans les pays étrangers , puifqu'il nous refte des matériaux qui pourront former un quatrième Volume. On n'a fait aucun changement pour le fonds dans l'Edition de 1756 , non plus que dans celle qui fut faite en 1768.

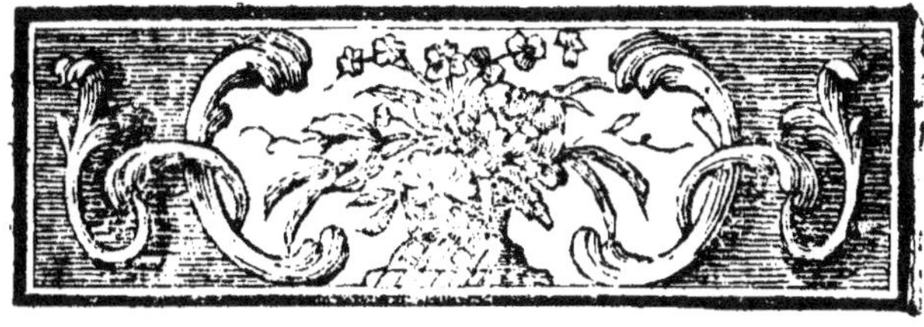

REMARQUES

PRÉLIMINAIRES

DE L'ÉDITEUR (*a*).

Un Ouvrage de Médecine qui ébranle les principes de la commune traditive, & qui préfente l'Art fous un nouveau jour, ne peut manquer d'intéreffer tous les Médecins, & de ranimer la curiofité des Citoyens. C'eft l'effet qu'ont produit les *Recherches fur le Pouls*. Les fcènes dont j'ai été témoin à Paris, & dont tant d'autres ont pu fuivre la chaîne, comme moi, depuis quinze ans, m'ont rappellé les révolutions anciennes arrivées dans nos Facultés. Quelles fecouffes en effet la Médecine n'a-t-elle pas toujours éprouvées par

______

(*a*) M. J. de Marque, Docteur en Médecine, qui a auffi préfidé à la feconde édition.

la contrariété des opinions de ceux qui la pratiquent ! Ils font pourtant accoutumés à être crus fur leur parole ; ils paffent leur vie à dominer fur les malades, que leur confiance rend foumis jufqu'à la foibleffe ! Quel moyen de toucher à cette forte de commerce, où chacun cherche fon intérêt, pour en pénétrer les motifs, en examiner le fonds, &, fi je puis le dire, en évaluer la monnoie.

Si, par un malheureux hafard, il fe trouvoit parmi les Médecins des têtes pareilles à celles de ces Blondel & de ces Patin, qui vouloient perdre dans ce monde, & jufques dans l'autre, les Auteurs de quelques vérités, qui traitoient de forciers, d'hérétiques & de fripons, les partifans des nouvelles opinions fur l'émétique (& fur la circulation) ; s'il reftoit encore, dis-je, de ces ames triftes, jaloufes, nourries de vieux préjugés, plongées dans le bourbier de l'intrigue, enfevelies dans l'épais brouillard de l'ignorance, alors l'autorité des loix pourroit feule, en notant les factieux, calmer des difcuffions indécentes & honteufes. J'aime à publier que le Blondel, grand Auteur de tracafferies, dans le fein des vieilles écoles de Médecine, fut noté d'une tache d'infamie, par une forte de monument public, qui repréfente fon front décoré fuivant le vœu des Loix romaines. Bel exemple pour les Patin & les Blondel à venir !

On rend communément trop peu de juftice à la Faculté de Médecine, fur l'hiftoire de ce Blondel, qui vivoit dans le dernier fiècle. C'eft la Faculté elle-même qui confacra dans un des jettons, ou médailles que fes Doyens font frapper, l'abaiffement & l'humiliation du Blondel chicaneur, inquiet, jaloux & brouillon, dénonciateur vil & calomniateur mal - adroit, plat Ecrivain & mauvais raifonneur. La médaille repréfente le triomphe de la vertu & de la vérité (*a*). On ne fauroit affez louer la Faculté de s'être ainfi ravifée contre un de fes Membres, qui avoit la manie de décrier ceux qui valoient mieux que lui, & qui ne s'irritoit contre les Ouvrages nouveaux , que

______

(*a*) C'étoit le fage Ulyffe qui perçoit l'œil du brutal Polyphème ; & cet emblême indiquoit le Docteur Mauvillain , humiliant le Blondel, qui étoit marqué au vifage, ou qui n'avoit qu'un œil , à - peu - près comme Polyphème : la médaille fubfifte encore.

A 4

pour se donner quelque renom, & déchirer les Auteurs de ces Ouvrages.

Je ne suis pas Membre de la Faculté de Paris ; mais j'espère qu'elle ne me saura pas mauvais gré de révéler la manière dont elle s'expliqua dans le seizième siecle sur les persécuteurs & les persécutés, sur les calomniateurs & les calomniés, sur les fauteurs du mensonge & ceux de la vérité : sa médaille fait sa loi.

Je ne m'écarte pas beaucoup de mon sujet principal, puisque j'aurois à peindre ce qui s'est passé au sujet de la doctrine du Pouls : elle a occasionné quelque agitation ; mais je ne me permettrai aucune sorte d'application ; je me borne à rappeller des témoignages authentiques & non suspects. Je l'ai déjà dit, & toujours en rendant à la Faculté l'honneur qui lui est dû : « elle a, » (ainsi que la Faculté de Montpellier) » su distinguer les efforts de l'intrigue, » & elle s'est apperçue que, pour faire » feu supérieur, on semoit des bruits » ridicules ; elle n'a pas été trompée » sur la main qui a jetté de l'ivraie » parmi le bon grain (a) ».

____

(a) Voyez la fin du deuxième Volume du présent Ouvrage.

Aujourd'hui la féparation eſt toute faite; l'ivraie n'eſt plus confondue avec le bon grain; il eſt tems de s'occuper d'une Doctrine qui a reçu aſſez de témoignages favorables pour être réputée utile & néceſſaire. J'ai fait un recueil de ces témoignages, ſans oublier ni déguiſer ce qu'on a dit contre la Doctrine dont je parle. Tel eſt l'objet de ce volume, dans lequel j'ai cru pouvoir inſérer quelques-unes de mes réflexions, qui feront marquées de façon qu'elles ne pourront être confondues avec ce que j'ai emprunté de différens Auteurs (a); il ne feroit pas juſte que le Lecteur mal inſtruit, leur imputât des erreurs qui m'appartiendroient.

Tous ces témoignages, toutes ces obſervations de tant de ſavans hommes, ſur le même objet, font ſans doute un fonds précieux, & une ſuite de faits qu'on aimera à voir s'appuyer l'un par l'autre. Mais il faut, & cela ſe peut, aller plus loin encore : il faut enfin appliquer les obſervations à la théorie

---

(a) Elles feront marquées en ligne, d'une étoile *; & *à capite*, de ces mots *Réflexions de l'Editeur.*

générale, & à la pratique de l'Art. Il faut convenir une fois pour toutes de ce qu'un Médecin doit chercher dans les maladies par le tact du pouls ; il faut évaluer tout ce qui a été dit sur cette matière.

Nous possédons, si je ne me trompe, l'heureux moyen de nous conduire dans ce dédale, où le génie seul a pu marquer une route fixe & assurée. On n'y a pas pris garde ; il ne faut pas considérer les *Recherches sur le Pouls* comme un Ouvrage isolé, & qui porte seulement sur les faits ou les observations qu'il contient. Cet Ouvrage n'est qu'une partie d'un système entier, & longtems réfléchi sur l'économie animale : or, ce système, on ne le saisira jamais complétement, que lorsqu'on aura médité, comme il faut, sur l'histoire des départemens des divers organes du corps vivant ; sur la sensibilité inhérente dans chaque partie & dans chaque organe, regardée comme cause principale de leurs fonctions ; sur les divisions des deux côtés, & des diverses régions du corps ; sur l'action réciproque des parties ; le domaine singulier des entrailles sur toutes les fonctions ; sur l'étendue & les usages du

tiſſu muqueux ; l'influence des nerfs &
des vaiſſeaux ſur chaque fonction , &
les effets ſurprenans de l'être qui anime
& vivifie notre corps. Tels ſont les élémens à la faveur deſquels on parviendra à réſoudre tous les problêmes que
préſente le pouls.

Trouvera-t-on ces élémens évalués
& mis à leur place dans nos livres
ordinaires de théorie , où l'on ne voit
qu'un expoſé froid , ſtérile des parties
du corps , ſoumiſes au ſcalpel , ou à
l'analyſe chymique ? Hélas , non ! j'ai-
merois autant qu'un Muſicien , pour me
faire marcher ſur les traces de Rameau ,
& m'apprendre à préſider à un concert , formé d'un grand nombre d'inſ-
trumens , s'amuſât à me détailler , avec
une trop ſavante profuſion , l'hiſtoire
des bois dont on compoſe les inſtru-
mens , & la maniere dont on fait leurs
cordes ; la nature de ces bois , leur
origine , le pays où ils croiſſent , les
formes qu'on leur a données , les principes dont ils ſont formés. Faites-moi
grace de toutes ces menues & petites
diſcuſſions , dirois-je , Monſieur le Muſicien ! N'étouffez point mon génie ſous
le faix d'un million de faits , peut-être
inutiles à ſavoir , ou qui du moins

s'apprennent dans nos converfations les plus ordinaires ; allumez plutôt en moi un feu qui puiſſe m'éclairer, & me conduire dans la ſcience des accords ; aidez-moi à ſaiſir l'enſemble de tous ces divers ſons variés, dont la combinaiſon fait le beau, le grand, le ſublime de l'harmonie ; montrez à mon oreille les moyens de ſaiſir le plus léger ton, lorſqu'il paſſe ſes bornes. Apprenez-moi l'hiſtoire du corps vivant, dirois-je de même à un Phyſiologiſte ; nous avons tant analyſé, tant & tant diſſéqué !

Je ne puis m'accoutumer à penſer, que les Boerhaave & les Aſtruc, qui ſont les premiers Profeſſeurs de nos Ecoles modernes, ſoient allés bien moins loin, ſur les principes généraux de l'Art, & ſur les grandes vérités utiles, que les Van-Helmont & les Stahl ; rien n'eſt pourtant plus vrai. D'un côté (chez Aſtruc & Boerhaave) je trouve beaucoup de ſavoir ſans doute, beaucoup de détails, de l'ordre ; mais je ne ſais quel fonds froid & foible, règne dans ces élémens de la Médecine méchanique & corpuſculaire, originairement due à Aſclépiade, & enſuite à Deſcartes : la mémoire

trouve de quoi s'y enrichir de cita-
tions, de divisions, de faits isolés &
de petites expériences ; mais le génie
n'y trouve pas son compte : il brille
au contraire, il éclate jusques dans les
écarts de Van-Helmont & de Stahl ;
c'est-là que le corps vivant est considéré, non comme une masse froide
& inanimée, mais comme une subs-
tance vivifiée par un esprit recteur,
qui domine sur toutes ses fonctions,
& qui les fait, si je puis parler ainsi,
sortir de leur existence passive & cor-
porelle. Stahl m'entraîne avec une vigueur mâle jusques dans le sein du
sanctuaire d'Hippocrate : Boerhaave me
laisse à la porte avec les ouvriers qui
ramassent des matériaux, & qui n'en
mettent jamais aucun en œuvre.

Je prouverois, s'il le falloit, que
l'Auteur des *Recherches* est un des premiers qui, adoptant au fond la grande
manière des Anciens, a su se ranger
parmi les Modernes, entre l'Ecole de
Van-Helmont & de Stahl, & celle d'As-
clépiade & de Descartes, renouvellée
par les Baglivi, les Bellini, les Pitcarn,
les Didier, & ensuite ornée par les Chi-
rac, les Boerhaave, les Astruc. *L'Auteur des Recherches* a apperçu de bonne

heure les défauts de cette médecine morte & corpusculaire, qu'on se plaît encore à appeller méchanique, quoique le savant & infatigable Sauvage de la Croix ait évidemment prouvé qu'il n'y avoit rien d'aussi peu méchanique, que toutes ces acrimonies Boerhaaviennes, ces séries de petits vaisseaux, ces globules indéfinis, ces ressorts, ces léviers, &c. &c., dont les Médecins *Méchaniciens* ne cessent de parler.

Que n'aurois-je pas à dire de la fameuse circulation qui a tant ébloui, & qui est devenue chez les Méchaniciens, un instrument, dont ils se sont servis avec autant de confiance & de libéralité, que les Carthésiens en ont mis dans l'emploi de la matière subtile ! Combien cette circulation a occasionné de mauvais raisonnemens ! Combien elle a rendu les Médecins inaccessibles aux bonnes & franches observations, faites sur les malades & sur le corps vivant, qui formoient le fonds de la médecine ancienne ! On commence, j'ose le dire, à jetter plus que des soupçons sur la valeur de la doctrine Harvéienne : nos Ouvrages sont, à cet égard, pleins de germes précieux, qu'un jour heureux verra éclorre : bientôt on n'ofera plus accufer les Anciens de n'avoir pu bien faire, & bien entendre la médecine, pour n'avoir pas connu la circulation : on ne mettra plus en avant cette circulation, comme une forte de digue oppofée aux obfervations fur le pouls & autres ; j'aurai occafion d'en dire quelque chofe en parlant de quelques expériences des Modernes. Je reviens à mon objet principal, à l'hiftoire pure & fimple du pouls.

J'ai effayé un petit commentaire fur ce que Boerhaave a laiffé au fujet de cette hiftoire ; il fera aifé d'en faire la comparaifon avec ce que nous en favons.

Suivant Boerhaave, « le pouls fort » (*fortis*) dénote la forte contraction » mufculaire du cœur, & l'influx abon- » dant du fluide du cervelet dans le » cœur (*validum influxum humoris ner-* » *vofi cerebellofi*), une grande abon- » dance de fang, le bon état des fecré- » tions & de la circulation. Ce pouls » qui eft d'un heureux préfage, trompe » dans les apoplexies & dans les autres » maladies qui fuppofent un commerce » libre entre le cervelet & le cœur. Le » pouls débile (*debilis*) eft directement » contraire au fort.

» Le pouls grand (*magnus*) indique
» la grande quantité du sang, la force du
» cœur, la liberté de l'artère, le bon état
» de la circulation & des secrétions.

» Le pouls plein & le vuide peuvent
» se comprendre, d'après ce qui vient
» d'être dit du grand & du petit, au-
» tant qu'ils s'observent véritablement
» (*intelligi possunt, quatenus verè obser-*
» *vantur.*)

» Le pouls dur, si fameux (*durus,*
» *adeò famosus*), annonce bien des cho-
» ses, comme la sécheresse des mem-
» branes de l'artère (*membranam arte-*
» *riæ, sicciorem naturali*); de petites obs-
» tructions dans les parois des mem-
» branes; la plénitude des artères (*ar-*
» *terias plenas*); leur engorgement
» dans les rameaux capillaires; un sang
» épais & compacte. Le pouls mol
» marque tout le contraire; il trompe
» beaucoup dans une péripneumonie
» aiguë (*in peripneumoniá acutá, fallit*
» *maximè.*)

» Le pouls rare dans un tems donné,
» (*rarus intrà datum tempus*) dénote
» des contractions du cœur peu fré-
» quentes; la lenteur du cours des es-
» prits du cervelet au cœur (*tardiores*
» *influxus homoris cerebellosi*); la cir-

» culation du fang, fouvent libre &
» égale (*circulum fanguinis fæpè expedi-*
» *tum & æquabilem*), & la liberté du
» cours des humeurs dans tous les vaif-
» feaux : mais fi le pouls eft rare par foi-
» bleffe, il eft mauvais & dangereux.
» Le pouls fréquent (*frequentior*) indi-
» que tout le contraire du rare ; il indi-
» que en outre des caufes irritantes &
» âcres ; de l'agitation dans les efprits ;
» la fièvre & la frénéfie.

» Le pouls égal dans fa force & dans
» fa fréquence (*æqualis roboris, & fre-*
» *quentiæ*), annonce le bon état de la
» vie, & il eft d'un bon augure : au
» contraire l'inégal eft mauvais. L'in-
» termittent, qui dénote la perte des
» forces, eft très - mauvais (*perni-*
» *ciofus.*)

» Le pouls fort, grand, égal, rare,
» eft le meilleur de tous. Le fort &
» grand ; le fort & lent, le grand &
» lent, font bons auffi : mais le débile,
» qui eft en même tems petit, dur,
» inégal & intermittent, eft le plus
» mauvais de tous... Les pouls miures,
» les ferratils, les caprizans, les dicro-
» tes peuvent aifément être évalués par
» ce qui vient d'être dit (*hinc myuri,*

» *ferrati, caprizantes, dicoroti, facilè intel-*
» *liguntur* (*a*) ».

Je ne parlerai point des fources où
Boerhaave a puifé le fonds de cette
doctrine du pouls : je ne comparerai
point ce qu'il en dit avec ce qui s'en
trouve dans divers Auteurs d'Inftitutes,
anciens & modernes , dans Bellini ,
dans Hoffmann , Aftruc & autres. Mais
je ne puis m'empêcher d'infifter un peu
fur le *cours des efprits du cervelet*, regardé comme caufe du mouvement du
cœur. On voit revenir à tout inftant
cette caufe ; & fur quel fondement ?
Sur une hypothèfe *Willifienne* tant de
fois détruite , & de fi peu de reffource.
Le pouls eft-il *fort* ? C'eft parce que le
cervelet envoie beaucoup d'efprits, ou
bien parce que le cœur fe contracte
fortement (ce qui eft la même chofe.)
Et fi on demande pourquoi le cervelet
envoie beaucoup d'efprits, il faut fans
doute dire que c'eft parce que le cœur
fe contracte fortement , & parce que
le pouls eft fort. Ainfi l'on roule dans
une forte de cercle vicieux qui n'apprend rien.

____

(*a*) *Boerh. de Pulfu arteriæ ut figno. Inftitut.*
Med.

J'ai mis en parallèle & en espèce de table, les diverses dénominations & descriptions du pouls, adopté par Boerhaave : c'est le vrai moyen de bien juger le fonds de cette manière commune d'instruire sur le pouls, qui se repète sans cesse dans nos Ecoles, & qu'on suppose pouvoir servir de guide dans la pratique.

FORT.

Contraction forte du cœur ; influx du cervelet ; grande quantité de sang ; bon état des sécrétions & de la circulation.

GRAND.

Force du cœur ; grande quantité de sang ; bon état de la circulation & des sécrétions ; liberté de l'artere.

DUR.

Sécheresse de l'artere ; obstruction dans ses parois ; plénitude des vaisseaux ; leur engorgement ; sang épais, compacte.

RARE.

Contraction du cœur peu fréquente : lenteur dans les esprits du cervelet : circulation souvent libre : cours aisé des humeurs.

DÉBILE.

Contraction foible du cœur : peu d'influx du cervelet : petite quantité de sang : mauvais état des sécrétions & de la circulation.

PETIT.

Foiblesse du cœur : petite quantité de sang : mauvais état de la circulation & des sécrétions : gêne de l'artere.

MOL.

Relàchement de l'artère : défaut d'obstruction dans ses parois : vuide des arteres : sang très-fluide & non épais.

FRÉQUENTE.

Contraction du cœur très-fréquente : vivacité de l'influx du cervelet : circulation souvent gênée ? cours des humeurs difficile : âcres irritans : agitation des esprits : fièvre : frénésie.

On voit, en comparant ces diverſes deſcriptions, que le pouls *fort* ne diffère du *grand*, que par la *liberté dont jouit l'artère*; liberté qui a lieu dans le pouls *grand*, & non dans le *fort*. Mais qui ſe feroit douté d'une pareille différence? Et à quel ſigne peut-on connoître cette liberté de l'artère? Je trouve auſſi que le pouls *grand* manque de *l'influx des eſprits du cervelet*, qui brille dans le pouls *fort* : cet influx feroit-il réparé dans le premier par la *liberté de l'artère?* En un mot, il me paroît tout-à-fait impoſſible de diſtinguer dans ces définitions, le pouls *fort* du pouls *grand*; & peut-être la choſe eſt-elle auſſi peu eſſentielle que peu aiſée.

Le pouls *dur* eſt remarquable par la *plénitude des artères*. Eſt-ce qu'elles ne feroient pas pleines? ou feroient-elles vuides dans le pouls *fort* & *dur?* On diroit, d'après la définition de ce pouls *dur*, qu'il eſt privé de toute action du cœur; qu'il n'eſt caractériſé que par ce qui regarde les artères, leur ſéchereſſe & leur obſtruction. Le cœur n'a-t-il donc aucune part dans le pouls *dur?* & l'influx du cervelet y eſt-il tout-à-fait inutile? Ce pouls eſt auſſi diſtingué par le *ſang épais & compacte*. Apparemment ce phénomène, qui ne paroît pas aifé à faifir, ne fe rencontre pas avec le pouls *grand* & *fort*; ou bien ce feroit le cas d'un pouls compofé, *grand* & *dur*, & *fort* & *dur* en même tems.

Le pouls *rare* fuppofe le *cours des humeurs aifé*; il fe trouve avec la *circulation fouvent libre. Souvent?* Elle ne l'eft donc pas toujours. Mais d'où vient la *lenteur des efprits du cervelet*, fi le *cours des humeurs eft aifé?* D'ailleurs, pourquoi la nature ou la conftitution du fang, qui n'eft pas oubliée dans la définition du pouls *dur*, eft-elle omife dans le pouls *rare?* Le *fang épais & compacte* n'eft-il pas auffi propre à ralentir le *cours des efprits du cervelet*, ou auffi propre à rendre le pouls *rare* qu'à le rendre *dur?*

Les defcriptions des pouls *débile*, *petit*, *mol*, *fréquent*, ne font pas moins embrouillées. Les pouls *débile* & *petit* fe reffemblent par la *petite quantité de fang*, par le *mauvais état des fecrétions*, par la *foibleffe du cœur*, & par le *peu d'influx du cervelet* : ils ne diffèrent que par la *gêne de l'artère*, qui caractérife le pouls *petit;* mais affurément on n'aura pas de peine à fuppofer un pareil embarras dans le pouls *débile.*

Voilà donc deux pouls qu'il étoit tout auſſi inutile de diſtinguer & de différencier, que les pouls *fort* & *grand :* il n'y a guère que l'imagination qui ait pu dicter ces diſtinctions frivoles.

Le pouls *mol* eſt bien reconnoiſſable par ſon oppoſition au pouls *dur*. Je dirois volontiers de ce pouls *mol*, ce que Boerhaave dit du pouls *vuide* & du *plein*. *Intelligi poſſunt quatenùs verè obſervantur.* Je ne ſuis embarraſſé que du *relâchement des artères :* il eſt apparemment occaſionné, ſuivant la marche ou l'eſprit de cette théorie, par le *peu d'influx du cervelet*. Si cela eſt, je ne vois point pourquoi il y auroit dans les *parois des artères un défaut d'obſtruction. Le ſang très-fluide & non épais, &c.* Je le ſuppoſe tel que de l'eau ; je crains fort qu'il ne ſoit pas plus facile à reconnoître par le tact de l'artère, que ne l'eſt le *ſang épais & compacte*, qui ſe trouve dans le pouls *dur*. Mais pourquoi, & comment le pouls *mol* trompe-t-il dans la péripneumonie aiguë (*Fallit maximè in peripneumoniâ acutâ*)? Cela eſt bien ſavant pour des Inſtitutes. Eſt-ce que le pouls *mol* indiqueroit par ſa préſence, dans la péripneumonie, que l'artère n'eſt pas relâchée ; qu'il *y a des obſtructions* & de la *plénitude ;* que le ſang eſt épais, au lieu d'être *fluide, Fallit?* N'eſt-ce pas comme ſi on diſoit : il faut croire que telle choſe eſt, quoiqu'elle ne ſoit pas. Je laiſſe tout cela à éclaircir à un Auteur dont je parlerai dans un moment.

Quant au pouls *fréquent*, qui eſt oppoſé au *rare*, il eſt aiſé de comprendre, d'après le langage de Boerhaave, qu'il a pour apanage les *contractions fréquentes du cœur*, & la *vivacité de l'influx du cervelet*. Pouls fréquent, contractions fréquentes du cœur, vif influx du cervelet : ces trois expreſſions n'en font qu'une ; ce ne font que des ſynonymes : étant jointes enſemble, elles ne préſentent qu'un pléonaſme, ainſi qu'il eſt fort facile de le comprendre. Mais je ne vois point comment il peut ſe faire que la *circulation ſoit libre* dans le pouls *rare*, & *génée* dans le pouls *fréquent* : j'aurois ſoupçonné le contraire. J'en dis autant du *cours des humeurs :* il eſt, dit-on, *difficile* dans le pouls *fréquent*, & *aiſé* dans le *rare*. La nature eſt-elle bien d'accord avec ces définitions ? Obéit-elle toujours à ces ſentences ſcholaſtiques ? Je ne dirai rien des *âcres irritans*, non plus que de *l'agita-*

tion des esprits, de la *fièvre* & de la *frénésie*, propres au pouls *fréquent* : il est également la cause & l'effet de ces phénomènes ; on retombe toujours dans un cercle vicieux, d'où il n'est pas aisé de sortir, dans cette histoire des pouls simples. Passons aux composés.

Le pouls *égal* est *bon* ; *l'inégal, mauvais* ; *l'intermittent, pernicieux.* Celui qui est à la fois *fort, grand, égal, rare*, est le *meilleur de tous.* Le *fort* & *rare*, le *grand* & *rare* sont *bons.* Celui qui est *débile, petit, dur, inégal, intermittent* & *fréquent*, est le *plus mauvais* de tous. Le *myure*, le *serratil*, le *caprizant*, le *dicrote* s'expliquent & s'évaluent aisément par tout ce qui vient d'être remarqué, (*hinc facilè intelliguntur* (*a*).

Plût à Dieu qu'il fût aussi aisé que Boerhaave l'annonce, de déduire aisément (*facilè*) de ses principes, tout ce qui regarde les pouls composés ! Mais quel fonds y a-t-il à faire sur ces promesses, tandis que l'observation en démontre la fausseté ? On pourroit dire, en prenant le contre-pied de cet Auteur : le pouls *égal* dans les maladies, est mauvais ; & *l'inégal* est bon :

(*a*) *Boerh. loco cit.*

l'intermittent

l'intermittent eſt, non pas pernicieux, mais ſalutaire : le pouls *fort, grand, égal & rare*, peut être perfide : le pouls *petit*, & qui paroît *débile, ſerré, dur, inégal, intermittent*, eſt ſouvent très-bon & victorieux. Tout cela dépend des circonſtances, de l'état & de la nature des maladies, de même que de la conſtitution particulière des malades : or, Boerhaave ne donne point le moyen de connoître ces vérités eſſentielles, & de les eſtimer ; il n'annonce que des généralités ; il procède comme les Ecolâtres dogmatiſans, en réduiſant tout à des aſſertions génériques, ſans jamais circonſcrire le détail de l'obſervation.

J'aurois voulu voir la deſcription des pouls *myure, ferratil, capriȝant & dicrote*, d'après ſon ſyſtême. C'eût été un flux des eſprits du cervelet, qui auroit marché dans les nerfs du cœur, avec une inégalité particulière ; ou bien quelque mêlange de dureté & de foibleſſe des parois du cœur & des artères ; ou bien enfin quelque combinaiſon particulière dans les humeurs, quelque épaiſſiſſement, ou quelque diſſolution particulière, &c. Boerhaave ſe contente d'annoncer ces pouls, ſans les définir, ſans

les évaluer : il les voyoit dériver, tout naturellement, des principes qu'il a établis ; mais qui le verra comme lui ? Non pas moi affurément. Je n'ai point honte de convenir qu'il n'y a rien de moins clair, de moins utile, de moins bien ordonné, que les généralités dont il s'eft contenté de parler au fujet du pouls : on y trouve pourtant que le pouls annonce la coction & les crifes ; la mobilité de la matière morbifique, & le lieu par lequel doit fe faire l'évacuation. Mais fur quoi cela eft-il établi ? M. Menuret le dira mieux que moi. « Il femble que l'éloge que Boer-
» haave fait du pouls, foit le fruit d'une
» pratique confommée : point du tout ;
» c'eft la façon de Boerhaave ; toujours
» brillant & animé, lorfqu'il écrit d'a-
» près fon imagination ; mais timide
» & froid, lorfqu'il s'agit d'exécuter
» les préceptes qu'il donne, & hors
» d'état d'obferver, &c. (*a*) ».

M'accufera-t-on de manquer de refpect à la mémoire d'un grand homme, en jettant quelque forte de fufpicion ou de doute fur fes opinions ? Loin de moi un deffein auffi peu fenfé. Où pou-

---

(*a*) Nouveau Traité du Pouls, *Chap. 8.*

vois-je mieux, que dans un Ouvrage qui eſt dans les mains de tout le monde, puiſer l'expoſition du ſyſtême des Mé-chaniciens ſur le pouls ? Si j'avois à parler de l'engorgement des petits vaiſ-ſeaux, des ſéries de ces vaiſſeaux, des ſéries proportionnelles, des globules du ſang, de leur incunéation dans les cou-loirs capillaires, je n'irois pas prendre mes exemples de comparaiſon dans ces miſérables feuilles d'Auteurs énervés, qui ornent de cette théorie les affiches de leurs élixirs & de leurs ſyrops : je pren-drois Boerhaave pour guide, comme étant l'Auteur qui jouit de la plus grande conſidération parmi les Méchaniciens : je chercherois à pénétrer l'eſprit de ſes écrits ; je les étudierois, je les mettrois en comparaiſon avec ce qu'apprend l'ob-ſervation. C'eſt ainſi que je me ſuis con-duit par rapport au pouls.

Enfin, ce n'eſt pas ſans une vue par-ticulière & bien naturelle, que je pu-blie mes petites réflexions ſur l'hiſtoire du pouls, faite par Boerhaave. On con-noît les grands hommes que ſon école a fournis : il en eſt un qui me paroît avoir toutes les qualités requiſes, pour éclaircir le ſyſtême de ſon maître, & lever tous nos doutes à cet égard. C'eſt

l'illuſtre & ſage M. de Haen, Profeſſeur de pratique à Vienne, qui s'eſt depuis long-tems appliqué à l'hiſtoire du
pouls, pour laquelle il marque une pré-
dilection toute particulière (*a*) : il a
recueilli toutes les converſations de
Boerhaave ; il a été nourri dans ſon
école (*b*). Il nous apprend que ce n'eſt
pas par les Ouvrages de Boerhaave qu'il
faut juger des opinions de ce célèbre
Profeſſeur (*c*). M. de Haen ſait mieux
que perſonne que Boerhaave ne s'eſt
jamais trompé ; qu'il eſt toujours dans
la voie du vrai (*d*). M. de Haen doit

(*a*) *Pulsûs frequenter memini ac hiſtoriam
eonſcripſi... eamdem queſtionem toties à viginti
retrò annis ad incudem revocavi*, Pars duodecima
Ration. Med.

(*b*) *Viri immortalis* (Boerh.) *in ſchola
enutritus , ejuſque ab ore olim pendens.* Ibid.
Cap. 4.

(*c*) *Sanè qui ſemper & unicè, ex iis quæ
in inſtitutionibus & aphoriſmis , typis impreſſa
leguntur , concludere velint , quæ mens Boer-
haavio fuerit , toto errant cælo. Mutavit enim
ſententiam ſæpè, eamque mutatam nobiſcum com-
municavit.* Quæſtiones ſuper Method. Inoculat.
1757.

(*d*) *Præceptorem omni invidiâ majorem... quis
incuſare auſit... quæ orthodoxè expoſuit.* Ibid.
Cap. 4.

instruire le monde (*a*) : la France & l'Espagne se sont adressées à lui pour recevoir des instructions sur le pouls (*b*).

C'est aussi à M. de Haen que je prends la liberté de demander qu'il nous éclaire sur le systême du pouls, publié par Boerhaave : s'il suit & adopte ce systême, il nous l'expliquera ; s'il ne l'adopte point, il nous sera permis d'examiner ses raisons : s'il ne daigne pas nous répondre, il ne dédaignera pas nos hommages & nos vœux.

Je vais maintenant laisser parler des Médecins plus instruits que moi ; je n'ai que trop fait entendre ma timide voix, trop long-tems arrêté mes Lecteurs. Je tâcherai de pénétrer & de rendre les opinions particulières de ces Médecins, le mieux qu'il me sera possible : j'éviterai sur-tout de les corrompre, par ce que je pourrois y ajouter du mien. Si je

---

(*a*) *Accedunt Juniores Medici... conveniunt quoque extranei Medici... cohorte tam eleganti stipatus... novorum inventorum participem me facere oportet studiosam juventutem....* Ibid. Cap. 3.

(*b*) *Recentiores Hispani Gallique, eamdem à me... poposcerunt.* Ibid. Præf.

propose quelquefois mes idées ; si je me permets même quelques traits de critique , je le ferai avec le ton & la décence qui conviennent au sujet que je traite , & seulement pour réveiller l'attention de ceux qui sont en état de mieux faire que moi.

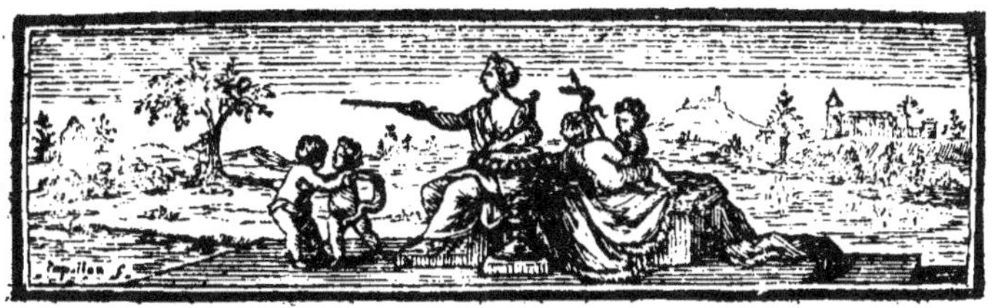

N⁰. XXIX (*).

JUGEMENT

DE MONSIEUR

DE CAZAMAJOR,

DOCTEUR-Régent de la Faculté de Médecine de Paris, & Censeur Royal.

LA connoissance du pouls & de ses modifications, quelque nom qu'on leur donne, est très-importante en Médecine, & absolument nécessaire au Médecin, ainsi que celle des crises qui précèdent, qui accompagnent & qui terminent les maladies. Cette doctrine apprend par les loix de la méchanique, à connoître les variétés & la réciprocité

____

(*) Le numéro 28 forme la fin du second volume.

B 4

des mouvemens, le rapport admirable qu'il y a des parties aux parties, & des parties au tout ; elle eſt un guide aſſuré pour expliquer les phénomènes de l'économie animale, & pour bien conduire les maladies dans leur marche & dans leur traitement ; pour en découvrir la cauſe & le ſiège principal ; pour bien connoître celles qui ſont compliquées, pour ſavoir en faire la diſtinction, & appliquer à chacune le remède qui lui eſt propre ; pour prévoir enfin les criſes qui doivent arriver dans les maladies, & en porter un pronoſtic juſte, afin d'être toujours en état de les attaquer, de les combattre & de les vaincre avec plus d'avantage. C'eſt le but que ſe propoſe l'Auteur des Recherches ſur le Pouls & ſur les Criſes. L'éloge que tant de vrais Médecins, de Médecins habiles, en ont fait ; les différens jugemens qu'ils en ont rendus, prouvent, malgré les préjugés & les opinions contraires, l'utilité de l'Ouvrage. (*Voyez la fin du ſecond Tome de la deuxième édition du préſent Ouvrage.*)

* Il eſt donc vrai que la Doctrine du pouls offre une foule d'avantages

essentiels pour la pratique de la Médecine, & sans lesquels on ne peut bien l'exercer ni bien connoître les fonctions de l'économie animale : il est encore vrai que l'objet des Recherches est de procurer ces avantages. Les préjugés ni l'envie n'ont plus de ressources : la décision de M. de Cazamajor met, pour ainsi dire, le sceau à celles que tant d'autres Médecins ont rendues. Ce n'est point ici une décision passagère & peu réfléchie ; c'est au contraire le résultat de la grande expérience de M. de Cazamajor, expérience connue de tout le monde, de même que sa probité. C'est en quelque sorte l'approbation ou l'avis des anciens Maîtres en la Faculté de Paris : je pourrois, sur-tout, insister sur celui du célèbre M. de Vernage, dont la façon de penser n'a pas besoin d'être imprimée, pour avoir le mérite de la publicité ; ce Médecin est assez connu par son attachement scrupuleux à la Doctrine du pouls, & plus d'une fois il s'est expliqué d'une manière qui honore celle des Recherches, & qui doit encourager ses Partisans.

N°. XXX.

JUGEMENT de Monsieur CAILLE,
Médecin de la Faculté de Paris.

AN EX PULSU CERTO DIGNOSCATUR EVACUATIO QUÆCUMQUE CRITICA?

Pulsus eft alternativa contractio & dilatatio arteriarum, vel fimpliciter eft actio arteriarum.

Variat pulfus ratione percuffionis, & ratione ordinis percuffionum.

Ratione percuffionis, eft durus, mollis, magnus, parvus, plenus, exiguus, celer, tardus.

Ratione ordinis percuffionum, eft frequens, rarus, inæqualis, æqualis, intermittens.

Ex duplici varietatum fpecie, tertia fpeciei fit varietas, fcilicet compofita. Undè pulfus eft dicrotus, miurus, undofus, &c. illæ varietates tum ab Antiquis, tum à Recentioribus obfervatæ funt.

His præmiffis, ad quæftionem propofitam veniamus.

AN EX PULSU CERTO DIGNOSCATUR EVACUATIO QUÆCUMQUE CRITICA?

Affirmativè respondemus, & ratio-
nes responsionis, vel à posteriori, vel à
priori (ut aiunt scholastici) desumptas
referemus.

1°. A posteriori. De pulsu non multa
locutus est Hippocrates ; hanc partem
Semeiotices neglexit, vel ob minùs
notam circulationem, vel ob laborem
continuum & improbum, in evolven-
dis aliis signis excretionum criticarum.

Galenus observavit pulsus criticos, &
de iis ex professò scripsit; verum magis
theoricè quàm practicè : attamen pulsum
dicrotum, miurum, undosum cognovit.

Post illum, Medici antiqui & recentiores magis ac magis illam scien-
tiam pulsuum promovêre; & iis sem-
per multùm attendêre, in judiciis
ferendis de indole, eventu, crisi mor-
borum : verùm pars ea imperfecta ad-
hùc erat valdè, cùm Solano de Luc-
que, Hispanus, eam adaugere susce-
pit. Deindè Clariss. & Expertiss. hujus
Scholæ Doctor regens, obscuriora de
pulsibus detecta evolvit, nova invenit
& observavit, ac omnia in totum benè
cohærens collegit : divisiones posuit pulsuum criticorum & non criticorum, ac
signa caracteristica priorum dedit, va-
riasque species pro diversâ excretione

ftabilivit obfervationibus. Hæc innu-
meris aliis fuerunt confirmatæ, ab Illuf-
triff. & Expertiff. Medicis, Nihelio,
Coxio, Van-Swietenio, Hallero, Hae-
nio, le Camutio, Michelio, Menureto,
Fouquetio & ab aliis quam plurimis.
Undè obfervationibus, tum Antiquo-
rum, tum Recentiorum, eundo crefcen-
tibus, pulfuum criticorum doctrina,
extrà dubium invidiamque & difputa-
tionem pofita fuit.

2°. A priori. *Confpiratio una, con-
fenfus unus, confentientia omnia*, inquit
divus, & nunquam fatis venerandus
fenex.

Corpus humanum ex multis organis
componitur, quæ inter fe mirum in mo-
dum connectuntur, mediantibus nervis, textu cellulofo, vafis fanguineis &
membranis; undè, organo uno affecto,
alia plus minùfve neceffariò afficiuntur,
ratione vis lædentis, & confensûs ma-
joris vel minoris. Cum autem cor &
vafa fanguinea, fint, poft nervos,
præcipua & generaliora; eorumque actio pendeat à nervis, fequitur eviden-
ter motum cordis & vaforum modifi-
cari ab actione illa nervorum : actio
autem varia eft in variis organis; quòd
libet peculiarem actionem, vel vim fuam

exfpoftulat, pro munere fuo exequendo. Verùm fi actiones nervorum in variis organis fint variæ, ut ab omnibus Medicis afſeveratur, neceſſariò ſequitur diverſam eſſe cordis actionem & arteriarum. Undè, affecto graviùs organo, ſyſtema actionis vaſorum & cordis mutabitur; ſed non poteſt immutari, quin pulſus mutetur magis vel minùs.

Coctio eſt actio organi cujuslibet peculiaris, aucta aliorum impenſu, unita cum actione humorum chymica, iſtam promovens, adjuvans, calore, humorum appulſu, &c. Ex qua ſequitur, 1°. cauſæ humoralis morbificæ mutatæ in fluidum leve, ſpiſſum, æquale, flaveſcens; deindè illius excretio (ſequitur), facta organi irritatione, gravitate, & etiam fortè affinitate chemica humoris cocti, cum humoribus excrementitiis naturalibus & organis excernentibus. Coctio igitur, actioni cujuslibet organi nervoſæ, aliis plus minùs concurrentibus, debetur. Ut coctio fiat igitur, requiritur intenſitas actionis major; ex ea actione majori & peculiari in organo, peculiariter afficitur actio cordis & arteriarum; peculiariter affecta, pulſus ſpecificè mutatur.

Verùm pulfus mutatur ne tantùm corde agente & illum mutante ? Non equidem exiftimo ; nam circulatio non una , neque ubique fibi fimilis : alius eft motus fanguinis in extremitate vaforum , alius in textu cellulofo , alius in cerebro , alius in pulmone , alius in hepate , alius in utero. Omnes illi motus pendent ab actione nervorum , mutantur , modificantur ; quæ varia eft in variis organis , five illa varietas pendeat à ftructura nervorum intima , five à peculiari fabrica organorum in qua nervi diffeminantur.

Ergo pofita diverfa actione nervofa in variis organis , ut apud omnes in confeffo eft , neceffariò ponitur actio diverfa vaforum ; mutatâ causâ fcilicet , mutatur effectus neceffariò. Ergo ex pulfu certò dignofcitur evacuatio quæcumque critica.

Notandum eft prædictionem illam crifis per pulfum , difficiliorem , aut faciliorem effe : 1°. ratione morbi complicationis , ex qua complicatione , crifis vel eft regularis , vel irregularis , vel compofita , vel perfecta aut imperfecta. 2°. Ratione actionis fex rerum non naturalium , medicamentorum , procefsûs medendi , quæ valent opus naturæ mu-

tare, motûs critici directionem per-
turbare, morbum alium procreare &
crifim fufflaminare. 3°. Denique ratione
folertiæ, ingenii, fcientiæ, attentionis
Medici exploratoris.

Voici maintenant la traduction.

Eſt-il poſſible de connoître d'une manière
sûre, toute eſpèce d'évacuation critique,
par le pouls?

LE pouls eſt une contraction & une
dilatation alternatives des artères, ou
fimplement l'action des artères.

Le pouls varie à raifon de la force
de fes battemens, & à raifon de l'ordre
que fuivent ces battemens.

Sous le premier égard, il eſt dur,
mol, grand, petit, plein, foible,
prompt, lent. Sous le fecond, il eſt
fréquent, rare, inégal, égal, intermittent.

De la réunion de cette double eſpèce
de pouls, en naît une troifième, qui
eſt l'eſpèce compofée, à laquelle appartiennent les pouls dicrote, myure,
ondulent. Ces eſpèces ont été obfervées, & par les Anciens & par les
Modernes.

Cela pofé, venons à la queſtion propofée.

Est-il possible de connoître d'une manière sûre, toute espèce d'évacuation critique, par le pouls?

JE réponds qu'oui; & voici les raisons *à priori* & *à posteriori* de ma réponse (comme parlent les Scholastiques).

1°. *A posteriori.* Hippocrate a dit peu de choses sur le pouls; il négligea cette partie de la Séméiotique, soit parce qu'il ne connoissoit pas assez la circulation, soit parce qu'il s'appliqua constamment à découvrir les autres signes des évacuations critiques, qui demandoient beaucoup de travail. Galien observa les pouls critiques, & a écrit sur cette matière *ex professo*, mais plus en Théoricien qu'en Praticien; il connut pourtant les pouls dicrote, myure & ondulent.

Depuis Galien, les Médecins anciens & modernes ont de plus en plus étendu la science du pouls; ils ont fait un grand usage de ce signe, pour s'assurer du caractère des maladies, & pour en prévoir l'événement & les crises. Mais cette partie de l'Art étoit encore fort imparfaite, lorsque Solano de Luque, Médecin Espagnol, entreprit de lui donner plus d'étendue. Après lui, M. de Bordeu éclaircit certaines espèces de pouls qui n'étoient pas encore assez connues ; il en découvrit ou observa d'autres espèces, & a rangé le tout dans un ordre qui a un bon enchaînement : il a distingué les pouls en critiques & en non critiques ; il a assigné les signes caractéristiques des premiers, & les a munis d'observations, suivant leurs espèces. Ces observations ont été confirmées par un grand nombre d'autres qu'ont faites des Médecins fameux & très-expérimentés, Nihell, Cox, Van-Swieten, Haller, Haen, le Camus, Michel, Menuret, Fouquet, & une foule d'autres. De manière que par toutes ces observations réunies, tant des Anciens que des Modernes, la Doctrine des pouls critiques est aujourd'hui étayée sur des fondemens certains, & à l'abri de l'envie & de toute contestation.

2°. *A priori. Toutes les parties du corps*, dit Hippocrate, *ont un commerce mutuel, toutes conspirent au même but & à la même fin.*

Le corps humain est composé de plusieurs organes qui sont merveilleusement liés entre eux, par le moyen

des nerfs, du tiſſu cellulaire, des vaiſſeaux ſanguins & des membranes ;
tellement que quand un organe eſt
affecté, les autres participent néceſſairement à ſa léſion, ſuivant qu'elle eſt
conſidérable, ou ſuivant l'intimité des
correſpondances : or, comme le cœur
& les vaiſſeaux ſanguins ſont, après
les nerfs, les organes dont l'action eſt
la plus marquée, ou la plus étendue,
& que cette action eſt dépendante des
nerfs, il s'enſuit évidemment que les
nerfs doivent produire des modifications dans le mouvement du cœur &
des vaiſſeaux ſanguins. De plus, l'action des nerfs, ou des organes, étant
différente dans chacun, ſuivant la fonction qu'ils exercent, ainſi que tous les
Médecins en conviennent, celle du
cœur & des artères doit auſſi néceſſairement être différente : par conſéquent,
lorſqu'un organe ſouffre quelque léſion,
le cœur & les vaiſſeaux éprouvent un
changement, dont le pouls doit ſe
reſſentir plus ou moins.

La coction eſt l'augmentation de
l'action d'un organe, qui s'eſt faite aux
dépens de celle des autres organes ;
une action combinée avec un mouvement inteſtin des humeurs, qu'elle

suscite & soutient par le moyen de la chaleur qui l'accompagne, par le moyen du flux des humeurs qu'elle détermine, &c. Les effets de la coction sont d'abord de changer la cause humorale morbifique, en un fluide léger, épais, égal & jaunâtre ; & ensuite d'en procurer l'évacuation, à la faveur de l'irritation qu'éprouve l'organe qui est en travail ; à la faveur du poids qu'il ressent, & peut-être aussi à cause de la ressemblance qu'a acquise l'humeur qui a subi la coction, avec les humeurs excrémentielles naturelles, & avec les organes excrétoires.

La coction est donc l'ouvrage de l'action vigoureuse d'un organe quelconque, plus ou moins secondée de celle des autres organes. Il est donc nécessaire que l'organe affecté redouble d'effort, pour que la coction se fasse : or ce redoublement d'effort doit porter son empreinte sur l'action du cœur & des artères, & produire en conséquence un changement particulier dans le pouls.

Mais le pouls n'éprouve-t-il des changemens que de la part du cœur seulement ? Je n'ai garde de le penser : la circulation du sang n'est point égale, ni la même dans toutes les parties ; elle

eft différente aux extrémités des vaiffeaux, différente dans le tiffu cellulaire,
le cerveau, les poumons, le foie & la
matrice. Toutes ces circulations diverfes font foumifes à l'action des nerfs,
qui les change & les modifie ; action
qui eft variée dans chaque organe, foit
que cette variété provienne de la ftructure intime des nerfs, ou de celle des
organes auxquels les nerfs fe diftribuent.

Donc en admettant que l'action des
nerfs eft différente dans les différens
organes, comme tout le monde en convient, celle des vaiffeaux doit auffi être
différente, & fe prêter à ces changemens ; car les effets répondent néceffairement toujours à leurs caufes.

Donc on connoît d'une manière sûre,
par le pouls, toute efpèce d'évacuation
critique.

Il faut noter que cette connoiffance
des crifes par le pouls, eft plus ou moins
facile ou difficile : 1°. à raifon de la
complication de la maladie, complication qui rend la crife régulière ou irrégulière, compofée, parfaite ou imparfaite.

2°. A raifon de l'action des fix chofes
non naturelles, de celle des remèdes,
& de la méthode curative qu'on em-

ploie ; toutes caufes qui peuvent troubler les efforts de la nature, changer
la direction du mouvement critique,
donner naiffance à quelque nouvelle
maladie, ou fupprimer la crife.

Réflexions de l'Editeur.

SUIVANT M. Caille, l'autorité réu-
nie des Anciens & des Modernes, & la
nature même de la chofe, c'eft-à-dire,
l'économie des organes, leur ftructure,
leurs correfpondances, démontrent que
le pouls eft un figne indicateur des évacuations critiques, & un figne sûr &
non équivoque. Il eft de même un figne
de tout état morbifique ; car toutes les
maladies font actuellement dans un état
de redoublement d'effort, ou de non
effort : le premier embraffe les mouvemens critiques, falutaires & non falutaires : le fecond montre l'éloigne-
ment ou l'abfence de la crife, foit qu'il
s'agiffe d'une maladie aiguë, ou d'une
maladie chronique, caractérifées chacune par leurs autres fignes refpectifs,
ou propres.

On voit que M. Caille eft de l'avis
de plufieurs autres Médecins, qui ont
écrit qu'Hippocrate étoit peu verfé
dans la connoiffance du pouls : la raifon

qu'il en donne, ne peut affoiblir en rien la gloire du premier Prince de notre art : quel eſt le mortel qui puiſſe tout voir & tout approfondir ! Il étoit réſervé à notre ſiècle d'agrandir le champ d'Hippocrate, par les précieuſes découvertes ſur le pouls.

En vain les adverſaires de la nouvelle doctrine proteſteront-ils contr'elle, s'ils n'ont les qualités néceſſaires pour la bien vérifier, & pour la mettre à profit ; c'eſt-à-dire, s'ils n'apportent dans leur examen la patience, la réflexion & l'application convenables ; s'ils n'ont acquis par l'étude & par l'expérience, le ſavoir néceſſaire pour ſaiſir les diverſes nuances du pouls, connoître ce qu'elles indiquent, connoître ce qui favoriſe les criſes, les dérange ou les ſupprime, &c.

Nous nous bornerons à ces réflexions, en obſervant que la réponſe de M. Caille ne pouvoit être tout à la fois plus grieve, plus érudite & mieux préſentée : mais il eſt bon de dire en quel lieu & dans quelle occaſion il l'a faite.

Ceux qui connoiſſent les uſages de la Faculté de Paris, ſavent qu'elle affiche, tous les deux ans, une diſpute, dont le prix eſt la réception gratuite au grade de Docteur-Régent. M. Caille fut un des Contendans lors de la licence de 1770 : il parut devant l'Assemblée avec les autres Aspirans. Le Doyen de la Faculté & les Commissaires tirèrent au sort les questions à proposer. La question sur le pouls tomba à M. Caille, qui, sous les yeux de la Faculté, & en présence des Commissaires, écrivit sur le bureau la dissertation que je viens de publier. Je la tiens de l'Auteur même, qui a bien voulu retirer l'original des mains de Monsieur le Doyen, & me le communiquer. Je dois dire que je n'y ai absolument rien changé.

C'est donc du sein même de la Faculté, que la question sur le pouls est née ; preuve évidente du cas que ce savant Corps fait de cette question, du prix qu'il y met, & de l'importance qu'il lui donne : il la propose à ceux dont elle veut éprouver le savoir en Médecine. Franchement, bien des Médecins auroient été étonnés, puisqu'il ne s'agissoit pas moins que de l'exposition & de l'examen critique de tout le système des *Recherches*. Combien notre jeune Docteur étoit plein de la matière qu'il traitoit ! Combien de fois il avoit été forcé de la manier & de l'analyser ! Preuve évidente auſſi de l'application que ceux qui ſe deſtinent à la Médecine, donnent, dans la Faculté de Paris, à la nouvelle doctrine du pouls.

La diſſertation de M. Caille ayant été lue devant le Doyen, les Commiſſaires & l'Aſſemblée des Docteurs, cette lecture finit par un applaudiſſement général, par un battement des mains, ſigne non équivoque d'approbation.

J'ai parlé (n°. 29) de la manière de penſer de MM. de Vernage & de Cazamajor, anciens Docteurs, dont le ſuffrage aſſure celui de la tête de la Faculté. Celui de M. Caille indique ce que penſent les jeunes; & l'approbation donnée à ſa diſſertation, par un grand nombre de Délibérans, ſous les yeux du Doyen, explique aſſez le vœu général du Corps. Je pourrois y joindre celui de beaucoup de Docteurs, qui ſe ſont expliqués en particulier, tels que les Maloet, les Lorry, les Petit. J'ai vu le premier faire des remarques précieuſes ſur la doctrine du pouls, dans l'Hôpital de la Charité, où M. Thiéry, ſon Confrère, inſtruit auſſi les jeunes gens ſur cette matière. Je ſais que M. Lorry s'eſt ſouvent expliqué d'une manière favorable à cette doctrine. J'ai été témoin de ce

que

que M. Petit en a dit dans ſes excellentes & ſublimes leçons.

En un mot, je puis avancer que l'hiſtoire du pouls a mérité, depuis pluſieurs années, l'attention des Médecins, qui ont vraiment à cœur l'honneur & les progrès de leur art. Ainſi l'hiſtoire de la circulation, publiée par Harvée, amena dans la Médecine un mouvement général qu'approuvoient les honnêtes gens ; tandis que les Pariſanus & les Primeroſe broyoient du noir, grinçoient des dents, & barbouilloient de plates & ſales ſatyres.

Nº. XXXI.

JUGEMENT de M. DE SAUVAGES, Profeſſeur en l'Univerſité de Montpellier.

LE pouls dicrote ou rebondiſſant, ou pouls dont les battemens ſont coincidens, annonce l'hémorragie du nez... Le pouls intermittent indique les évacuations prochaines du ventre : les intermittences y ſont tout-à-fait irrégulières : après deux ou trois pulſations aſſez égales & développées, il s'en fait un même nombre qui font plus petites, plus promptes, & comme fubintrantes. Dans le pouls hémorrhoïdal, à trois ou quatre pulfations vives, roides, prefque égales, en fuccèdent deux ou trois qui font un peu plus développées & moins égales, & fuivies de trois ou quatre battemens dicrotes : mais dans toutes ces diverfes pulfations, on fent une forte de tremblotement, plus de fréquence & de concentration, que dans les autres pouls inférieurs. Le pouls dans le vomiffement critique, eft le plus concentré & le moins-inégal de tous les pouls inférieurs : l'artère femble fe roidir & frémir fous le doigt. La fueur critique fe prédit par le pouls *inciduus*. (*Nofologia methodica*, *Tome III*, *in*-8°.)

* Ce témoignage que rend un favant Profeffeur d'une des plus fameufes Facultés de l'Europe, n'eft pas moins avantageux, quoique fimple & privé de l'appui des obfervations. Pour obferver, & fur-tout obferver avec fruit, il faut du tems, & avoir l'efprit affranchi prefque de tout autre foin ; & l'on fait que M. de Sauvages s'eft toujours occupé de travaux pénibles, outre ceux

auxquels il étoit tenu de vaquer par son
état de Professeur. Malgré ces soins, il
n'oublie pas la doctrine du pouls ; ou
plutôt il l'estime assez utile, assez précieuse, pour la consacrer dans un Ouvrage qui, selon son propre aveu, lui
a coûté beaucoup de peine & de sueurs,
& qui avoit été desiré par d'habiles Maîtres, long-tems avant qu'il ne l'eût en-
trepris. (*Nosologie ; Prolégomènes, &
l'Avis au Lecteur.*)

Cette approbation peut fort bien être
mise à côté de celle de M. de Cazamajor, ou faire son pendant : l'une &
l'autre appartiennent à deux Médecins
instruits, à deux Praticiens consommés,
à deux personnages respectables par leur
intégrité & leur vertu, enfin à deux
Membres de deux des plus anciennes
Facultés. Qui pourroit résister à des
témoignages d'un si grand poids, &
suivre des impressions contraires à des
hommages si purs & si désintéressés ?

Au Jugement de M. de Sauvages,
nous pourrions joindre celui de M.
Fizes, qui s'est plus d'une fois expliqué, en public comme en particulier,
d'une manière favorable à la nouvelle
Doctrine du pouls. Mais cette remarque
trouvera sa place ailleurs. (N°. 39.)

D'ailleurs perfonne n'ignore que les jeunes Docteurs de Montpellier ont publié beaucoup d'Obfervations qui donnent la plus grande authenticité à la doctrine du pouls. J'ai déjà parlé (Tome II, N°. 12) de l'approbation dont les favans Profeffeurs qui compofent le Corps de cette fameufe Faculté, ont honoré cette doctrine. Voilà donc l'Ecole de Paris & celle de Montpellier, également décidées fur un des principaux objets de l'Art, fur une découverte qui fait honneur à notre fiècle.

Si les tems malheureux des diffenfions qui partageoient ces deux Corps rivaux, depuis tant de fiècles, n'étoient pas paffés ; fi les mœurs n'étoient adoucies au point de bannir toute forte de difcuffions inutiles & trop vives, la Faculté de Paris & celle de Montpellier pourroient fe difputer l'honneur de l'établiffement & du développement de la doctrine du pouls. L'Auteur des Recherches eft Membre des deux Facultés : M. Lavirotte qui avoit publié l'Ouvrage de Nihell, fans en fentir tout le prix, jouiffoit du même double honneur : M. Michel eft Docteur de Montpellier, ainfi que M. Fouquet, & plufieurs autres.

N°. XXXII.

JUGEMENT de M. FERREIN, ancien Professeur au Collége Royal & au Jardin du Roi.

* LA réputation de M. Ferrein vivra parmi nous, malgré quelques Ouvrages un peu trop négligés qu'on a publiés sous son nom. On n'oubliera point que Nihell rapporte que M. Ferrein avoit sur le pouls intermittent, des apperçus fort approchans de ceux de Solano, quoique le Médecin François n'eût point d'idée de l'existence de l'Espagnol, non plus que de ses découvertes.

M. Ferrein, devenu le témoin du développement & de l'étendue qui ont été donnés à la doctrine du pouls, depuis l'Ouvrage de Nihell, s'est plusieurs fois hautement décidé pour cette doctrine; sa voix, quoiqu'affoiblie par les années, a été écoutée par les Sages: il a même porté en dernier lieu sa prétention, jusqu'à se regarder comme l'Auteur de toutes les découvertes en ce genre : c'étoit un excès pardonnable à un vieillard enchanté, de voir, avant de mourir, renaître le goût pour la bonne Médecine, & les fausses opinions rejettées, ou mises au rebut, par tous les gens instruits. Enfin M. Ferrein est mort partisan déclaré de la nouvelle doctrine du pouls.

Je dois dire ici, que cette doctrine avoit, depuis long-tems, quelques Protecteurs dans la Faculté de Paris : elle s'y étoit perpétuée depuis le règne du Galénisme ; les Chymistes, les Harvéiens, les Chiraciens & autres n'avoient pu achever de l'en bannir. M. Marteau, déjà mis à la place d'honnête homme & d'amateur du pouls (*voyez la traduction de Cox*), a souvent assuré avoir vu des Médecins qui connoissoient le pouls des règles, avant la publication des Recherches. Des gens qui savoient l'histoire de la Faculté de Paris, nous ont dit que feu M. Bellot, Docteur-Régent de cette Faculté, qui a laissé après lui un fils digne de sa réputation & de sa mémoire, connoissoit les approches de la petite-vérole par le pouls. La tradition nous feroit aisément remonter jusqu'aux établissemens des Ecoles, où nous trouverions les germes de la doctrine du pouls, paſſer d'une génération à l'autre, juſqu'au développement qui s'en eſt fait dans ces derniers tems : ainſi la circulation Harvéienne avoit été preſſentie, avant que ſon Auteur la mît en vogue, & à travers des préjugés qui s'étoient emparés des têtes ordinaires.

Nous ſommes donc bien éloignés d'être alarmés par les traits de ceux qui prétendent que notre doctrine n'eſt que renouvellée, & qu'elle a été connue des Anciens. Vraiment c'eſt ce qui en conſtate la réalité & les avantages : c'eſt ce qui fait le procès aux incrédules, qui vont ſemant des doutes. Il falloit entendre M. Ferrein ſur cette eſpèce de *ſcioles !*

N°. XXXIII.

JUGEMENT de M. AYMEN, Médecin à Caſtillon-ſur-Dordogne.

SOLANO prédiſoit quatre & cinq jours d'avance les hémorragies du nez. Ce Médecin Eſpagnol a même donné des règles ſi ſûres pour les prévoir, que de cent vingt-un malades en qui Nihell a trouvé le pouls rebondissant, il n'y en a eu que sept qui aient été exempts, ou des hémorragies, ou des autres symptomes qui les annoncent. Du restant, soixante-douze saignèrent du nez ; les autres eurent les symptomes, sans avoir les évacuations de sang. M. Sénac, & quelques autres Médecins de Paris, m'ont assuré avoir vu succéder les hémorragies, chaque fois qu'ils ont trouvé cette espèce de pouls. Le premier de ces Médecins fit mettre plusieurs Soldats dans une salle particulière de l'Hôpital de Bruxelles, pour observer avec attention si les règles de Solano étoient certaines : il observa toujours le pouls rebondissant annoncer les hémorragies : il vit aussi que les flux de ventre étoient prévus très-souvent par le pouls intermittent ; & il m'a assuré qu'il est beaucoup plus difficile de distinguer le pouls *inciduus*, & par-là de prédire les sueurs. J'ai observé une fois avec la plus grande satisfaction, que le saignement de nez que j'avois prédit, arriva ; il avoit été annoncé par le pouls rebondissant. (*Dissertation sur les jours critiques. N°. 112. Paris, 1752, chez Prault fils.*)

* Voilà un Jugement qui en renferme plusieurs autres. Il renferme, 1°. l'approbation des idées de Solano ; 2°. l'avis de feu M. Sénac : c'est uniquement sous ce dernier point de vue que l'Ouvrage de M. Aymen a été cité dans le corps des Recherches. D'ailleurs M. Aymen s'explique de manière à confirmer le fond de la doctrine du pouls, par sa propre observation : il a exposé sa façon de penser des premiers, & peut-être le premier en France.

Nous devons l'avouer sans honte : c'est par pur oubli que nous n'avons pas rendu à cet habile Médecin, ce qui lui étoit dû dans le second volume des Recherches ; nous lui faisons aujourd'hui une réparation publique, en le mettant à sa place, parmi les plus zélés & les plus éclairés de nos Observateurs modernes. Si j'en avois le tems, & que cela ne m'écartât pas trop de mon sujet, je me p'aindrois hautement de ce que M. de Haen, qui a travaillé sur les crises depuis M. Aymen, ne l'a pas cité. Il est vrai qu'il n'a pas fait plus d'honneur à l'Auteur des Recherches sur les crises, qu'à M. Aymen. Tout cela est aisé à réparer, & les gens instruits ne s'y méprendront point.

Il eſt bon de leur rappeller ce que je viens de dire de M. Aymen, au ſujet de la doctrine du pouls : il s'en eſt déclaré le Partiſan, même avant la publication des *Recherches* : il a des premiers fait revivre le goût de l'étude des Anciens. J'ai appris que, retiré dans ſa patrie, où ſa modeſtie l'a retenu, il ne ceſſe de ſuivre les routes qu'il s'eſt frayées, & qu'il s'occupe ſérieuſement du pouls, ſur-tout de ce qui regarde les divers degrés de fréquence, qu'il calcule avec ſcrupule dans les maladies.

Je devois cet hommage & cette juſtice à un homme éclairé, dont le premier Ouvrage ſur les criſes fait vivement deſirer qu'il ne s'en tienne pas-là : c'eſt un jugement que j'ai oui porter à des Médecins fort inſtruits, & deſireux de l'avancement de leur profeſſion.

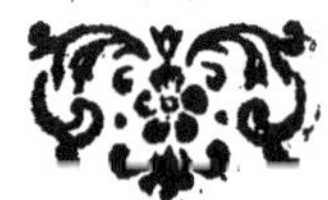

N°. XXXIV.

JUGEMENT de M. ROGER, Aggrégé au Collége des Médecins de Moulins.

LES observations sur les crises annoncées par le pouls, peuvent jetter un si grand jour dans la pratique de la Médecine, que je crois qu'on ne sauroit trop insister sur cette recherche, ni être trop exact à publier les découvertes qu'on peut avoir faites en ce genre. La multiplicité de ces remarques attestées par des Observateurs exacts, est un aiguillon bien propre à entretenir l'émulation de ceux qui font déja une étude particulière de cette branche de la Médecine : elle convaincra sans doute les incrédules qui se refusent à l'évidence sur une matière aussi importante, qui, bien éclaircie, peut, en simplifiant la pratique de la Médecine, la rendre infiniment plus sûre.

En effet, cette connoissance entraîneroit nécessairement la circonspection, dans l'application des différens moyens proposés pour guérir, & dans le choix qu'on en doit faire : d'après cela, on ne courroit plus les risques, lorsque la nature se dispose à se débarrasser par une crise quelconque, de l'en détourner par un remède qui, souvent employé sans connoissance de cause, trouble son action, & la force à perdre de vue son objet principal. Delà, que d'inconvéniens ! En outre elle mettroit le Médecin dans le cas de remplir sa vraie mission, qui ne le constitue ordinairement que le Ministre de la nature, & son Coadjuteur, lorsqu'elle ne suffit pas à la perfection de son ouvrage.

Je fus appellé, le 28 Mars dernier, auprès d'un Marchand, âgé d'environ 50 ans, travaillé d'une péripneumonie bilieuse. Il ressentoit beaucoup de chaleur & d'anxiétés ; la toux étoit fréquente, l'altération considérable, la fièvre très-forte, le pouls fort élevé, les crachats rouillés.... quatre saignées du bras, & ensuite une du pied, furent pratiquées. Le lendemain de la saignée du pied, qui dissipa entiérement l'embarras de la tête, je remarquai un changement prodigieux dans le pouls de mon malade ; il avoit été grand jusques-là, & ses pulsations avoient été fort égales ;

il étoit alors petit & intermittent ; je trouvai le ventre élevé & dur. Ce changement me décida à prédire une crise par les selles pour la nuit suivante. Elle arriva effectivement, mais sans procurer aucun soulagement. Le pouls se soutenant pendant plusieurs jours le même, je continuai les mêmes prédictions, qui furent suivies des mêmes succès. Enfin, après avoir laissé agir la nature pendant six jours, & voyant mon malade faire trop peu de progrès vers la convalescence, & le pouls étant toujours intestinal, je crus convenable d'aider la nature, dans les efforts que j'étois assuré qu'elle faisoit, pour se débarrasser par la voie des selles... Un léger purgatif produisit un effet surprenant ; d'après les mêmes indications, je le répétai tous les deux jours, jusqu'à trois fois, & toujours avec le même succès. Pendant ce tems, le malade rendit quelques vers.

L'effet du dernier purgatif étant fini, je crus reconnoître vers le soir le pouls inciduus de Solano, que je n'avois encore remarqué dans aucun malade ; je m'attendois, en conséquence, à une sueur, qui parut effectivement dans la nuit, & se soutint jusqu'au lendemain

que le pouls reprit son caractère intestinal ; mais la crise qu'il annonçoit, &
que j'attendois, n'eut pas lieu ; le malade ressentit seulement beaucoup de
borborygmes , & rendit quantité de
vents : le pouls ne changea pas. Enfin ,
après vingt-quatre heures, l'examinant
encore plus attentivement que je n'a-
vois fait, je reconnus avec satisfaction
le *pulsus inciduus* joint à l'intestinal. Je
crus d'abord que les deux crises annoncées paroîtroient chacune dans son tems
& termineroient la maladie : mais la
sueur vint seule , & ne changea rien
dans le pouls : il ne fut plus question
de diarrhée... Me rappellant en ce moment, & fort à propos, d'avoir lu dans
la Traduction françoise de Solano , par
M. Lavirotte , que le pouls *inciduus* annonçoit aussi quelquefois une éruption
cutanée, je ne craignis pas d'en prédire
une , & précisément miliaire..... Elle
parut effectivement, & en moins de
trois jours, tout le corps en fut couvert... Il est à remarquer que , quelque espoir qu'on dût avoir , de voir paroître la diarrhée annoncée par le caractère intestinal que le pouls avoit con-
servé, le malade n'a eu que très-peu
d'évacuations par les selles ; mais en

revanche, il avoit beaucoup de borborygmes, & rendoit une quantité prodigieuse de vents ; ce qui ne confirme pas moins la certitude des obſervations, & doit encourager à ne pas perdre de vue des règles auſſi importantes au bien de l'humanité.

Je fus appellé au village de Mauſſon pour y voir un homme d'environ quarante-cinq ans, qui ne parloit qu'à force d'être ſecoué, & ſans aucune ſuite, & tomboit auſſi-tôt dans un aſſoupiſſement profond..... Je lui tâtai le pouls, qui annonçoit encore de la force, & dans lequel je reconnus avec plaiſir une intermittence marquée ; j'examinai le ventre que je trouvai un peu tendu ; & les Aſſiſtans me dirent que le malade rendoit depuis quelques heures beaucoup de vents... Je raſſurai tous ceux qui s'intéreſſoient à ſon ſort, & annonçai hardiment une diarrhée pour la nuit ſuivante : elle eut lieu en effet ; les ſelles furent fréquentes & copieuſes ; l'aſſoupiſſement diſparut ; & enfin le malade recouvra ſa ſanté. (*Journ. de Méd. Nov.* 1767.)

* Les réflexions de M. Roger démontrent aſſez le cas qu'il fait de la doctrine

moderne du pouls, & le defir ardent qu'il a que cette doctrine foit de plus en plus affurée & répandue. Des vœux & des defirs de cette efpèce, manifef-tent d'une manière éclatante, le Méde-cin pénétré de vrais fentimens pour l'hu-manité. Pour quelle doctrine en effet un tel Médecin peut-il s'intéreffer da-vantage, que pour celle qui « fimplifie » la pratique de la Médecine, & la rend » infiniment plus fûre, qui entraîne » néceffairement la circonfpection dans » l'application des moyens de guérir, » & dans le choix qu'on doit en faire, » qui prévient les rifques de troubler » la nature dans les efforts falutaires » qu'elle met en œuvre, & qui enfin » apprend au Médecin à fe conduire » fuivant fon vrai caractère, qui le conf-» titue Miniftre de la nature » ? Tant d'avantages que procure la doctrine du pouls, ne confoleroient-ils point le père de la Médecine, qui s'eft affez plaint (*Aphor.* 1, *Livre* 1) de fes longueurs, de fes difficultés, de fes périls & des fautes qu'on y commet ! Ne fortons point des bornes que nous nous fom-mes prefcrites. Rendons un jufte hom-mage à la fagacité de M. Roger : avouons que ce Médecin a toutes les qualités

(qualités trop rares !) pour bien obferver, & qu'on aura toujours fujet de
defirer qu'il publie les obfervations qu'il
s'eft propofé de faire fur le même fujet.

La première de celles qu'on vient
de lire, eft une preuve de la complication ou du mêlange des pouls critiques,
qu'un Obfervateur fage fait apprécier.
Ces complications ne font pas rares : la
patience & la fagacité des Obfervateurs
le font davantage ; ils profiteront des
avis & de l'exemple de M. Roger, qui
riroit fans doute de quelqu'un qui auroit conçu le projet de lui prouver qu'il
s'eft trompé.

N°. XXXV.

DEUXIEME JUGEMENT de M. ROBIN,
Médecin de l'Univerfité de Montpellier,
Docteur-Régent à Poitiers (a).

JE vous ai promis, Monfieur & cher
Confrère, de vous faire part des obfer-

(a) Le premier Jugement de ce Médecin
fe trouve au Tome II, N°. 17.

vations que je fais sur le pouls dans le courant de ma pratique. Je ne vous communique que celles qui portent un caractère d'évidence marqué, & auxquelles l'homme le plus prévenu contre la doctrine de M. de Bordeu, ne pourroit se refuser. J'attends avec la dernière impatience, celles que vous m'annoncez par votre lettre du 15 Janvier dernier. Je pense, comme M. Roux, qu'on ne peut trop étayer une doctrine si lumineuse pour la pratique...

Je fus appellé le 19 Novembre 1766, à Mezilles, pour M. Brigaud, Notaire.... Madame Brigaud, qui, d'après ce que je disois du pouls, me crut quelque connoissance particulière sur ses signes, me pria de lui tâter le sien. Je le trouvai constamment rebondissant & d'irritation : je lui dis que, si elle n'étoit pas aussi âgée (cette Dame a plus de soixante ans), je croirois pouvoir lui annoncer un saignement de nez. Elle me répondit que cela ne la surprendroit point, puisqu'étant jeune, elle y étoit très-sujette, même malgré les évacuations lunaires.

Le 28 Décembre de la même année, j'allai à Saint-Amand, en Puysaie, pour voir Madame Bureau, femme du Procureur d'Office de cette Ville : cette Dame, âgée de vingt-six à vingt-sept ans, éprouvoit depuis deux mois & demi des règles immodérées, qui tenoient presque d'une perte habituelle. Lorsque j'arrivai, il y avoit déja quatre à cinq jours que cet écoulement avoit cessé en entier ; ce qui avoit occasionné un gonflement à l'hypocondre gauche, & une grande difficulté de respirer. Je lui tâtai le pouls à plusieurs reprises, & pendant long-tems. Je remarquai qu'il étoit très-irrégulier, tant dans la force que dans la distance des pulsations, sans néanmoins d'intermittence ; il joignoit à la plénitude un grand degré d'irritation : vous noterez que cette Dame est vaporeuse. Elle me demanda instamment d'être saignée, à cause de l'oppression qu'elle éprouvoit. Je la priai de différer jusqu'au lendemain, parce que j'imaginai qu'elle pourroit bien éprouver un retour de perte incessamment. Je lui trouvai la respiration libre ; point de gonflement aux hypocondres : le pouls avoit perdu son irritation. Je lui demandai si les règles avoient repris ; elle me répondit que non, mais qu'elle éprouvoit une grande pesanteur aux parties basses ; un quart-d'heure fut à peine paſſé, qu'elle me fit appeller pour me dire que les écoulemens s'étoient rétablis.

Dans un Négociant malade d'une fièvre putride bilieuſe, qui avoit commencé par un dévoiement très-abondant, très-bilieux & très-fétide, lequel duroit depuis quatorze jours, je trouvai le pouls d'une irrégularité, d'une intermittence ſi marquée, qu'un Novice y auroit fait attention, & que l'homme du monde le plus buté contre le caractère du pouls inteſtinal, n'auroit pu s'empêcher de le reconnoître. Ce dévoiement ne l'a point abandonné juſqu'à la mort.

Une femme avoit eu, il y avoit quinze jours, une eſpèce de perte qui s'étoit ſupprimée très-promptement : ſon pouls étoit d'une irrégularité ſingulière, vif, ſerré, roide, convulſif. Les ſaignées, les fomentations émollientes & les injections de même nature, procuroient une détente aux tuniques de l'artère, qui ſe faiſoit remarquer peu de tems après le remède adminiſtré. Je lui fis tirer quelques caillots de ſang qui étoient dans la matrice, & j'apperçus un changement en mieux dans le pouls.

Une Dame avoit eu du mal au ſein, à la ſuite d'une couche aſſez heureuſe :

ce fein, qui avoit été en fuppuration affez louable pendant trois femaines, s'étoit fermé tout-à-coup. Quelques jours après cet événement, elle fut furprife d'un dévoiement purement bilieux qui dura plufieurs jours : il fembla s'appaifer, & il s'enfuivit une fièvre putride, toux, envie de vomir, &c. Cette maladie fut traitée pendant fept jours avec les remèdes appropriés. Le pouls de la malade fut conftamment, jufqu'à ce jour, dur, ferré, convulfif, vaporeux... On appella un Médecin des environs, qui ordonna cinq faignées confécutives, à deux par jour, tant du bras que du pied... Le pouls, loin de fe détendre, de s'affouplir, fe roidit davantage, les felles fe fupprimèrent, & le ventre commença à fe météorifer. Le Médecin confultant étoit parti lors de ces événemens : il fut queftion de rappeller ces évacuations ; j'y réuffis, en faifant noyer dans une grande quantité de tifane, d'eau panée, de petit-lait, un grain de tartre ftibié... Les urines ne donnèrent jamais aucun figne de coction ; elles ont toujours été, depuis le commencement jufqu'à la fin, claires & aqueufes : le pouls a toujours confervé fon caractère d'irritation ; il a toujours été con-vulsif ; aussi cette femme est-elle en tout tems sujette aux vapeurs ; ensorte que ces vapeurs ont toujours bridé les efforts de la nature. (*Journ. de Méd. Nov. 1767.*)

* Toutes ces observations sont également décisives : toutes appuient ou confirment les règles qui sont tracées dans les *Recherches*, sur les pouls critiques & non critiques.

Si, dans la première observation, le pouls rebondissant ne fut pas suivi des effets qu'il indique, c'est qu'il est rare qu'à l'âge de soixante ans, ou après, on éprouve des saignemens de nez, si ce n'est dans des maladies décidées, & la personne qui fait le sujet de cette observation, n'avoit aucune indisposi-tion marquée : peut-être aussi qu'il sur-vint quelque révolution critique, quel-que tems après celui de l'observa-tion, &c.

Le troisième cas présente un exem-ple du *Judicatoria non Judicantia* d'Hip-pocrate ; car toutes les crises ne sont pas salutaires : on peut dire du pouls ce que ce Maître de l'art a dit des au-tres signes des crises, par rapport à l'événement heureux ou malheureux qu'ils préfagent. Les Médecins les plus oppo-fés aux crifes, font forcés de convenir que leurs remèdes opèrent fouvent des évacuations, dont ils font d'abord con-tens, mais qui n'aboutiffent à rien, fi elles ne caufent point de mal.

L'empire qu'a le vagin fur les or-ganes du pouls, eft finguliérement bien démontré par la quatrième obfervation. Mais il faut prendre garde de donner trop d'étendue à ce cas particulier.

Nous l'avons déja dit (n°. 18) : « l'ap-» probation de M. Robin eft d'autant » plus précieufe à la doctrine du pouls, » que ce fage & favant Médecin a vu » mieux que perfonne cette doctrine de » tous les côtés poffibles » : il ne peut donc pas manquer de répandre le goût, pour cette doctrine, qu'il a lui-même fi bien faifi d'abord. Enfin, autant qu'il a lieu de s'applaudir d'avoir confirmé fes premiers effais (*ibid.*), autant la nouvelle doctrine du pouls eft affer-mie & redevable à fes lumiéres & à fon zèle : fa réputation qui s'étend de jour en jour, fait efpérer de lui de nouvelles remarques & de nouvelles obfervations.

Nº. XXXVI.

JUGEMENT de M. LE NICOLAIS DU SAULSAY, Médecin à Fougères.

LES Recherches fur le pouls, par M. de Bordeu, forment une collection de connoiffances les plus avantageufes pour le progrès de la Médecine; elles ouvrent une carrière où tout Amateur de l'Art ne peut fe difpenfer d'entrer; l'amour de fa réputation, l'intérêt de l'humanité, l'y déterminent.

En effet, fans ceffe guidé par le flambeau de l'obfervation, il devient plus que jamais en droit de fe regarder comme le fidèle interprète de la nature; fes mouvemens préfens & futurs lui font connus : il découvre le fiège du mal; il en diftingue l'efpèce, il en apprécie le degré.

Ces rares prérogatives s'acquièrent avec la connoiffance des principaux pouls, caractérifés par les modifications qui leur font effentielles : les moyens d'y parvenir confiftent fur-tout à entretenir dans fa mémoire un fidèle ta-
bleau

bleau des différens pouls, à en faire une fréquente & longue exploration, à fe procurer, autant qu'il eft poffible, une grande délicateffe dans le toucher, à faire une jufte application des rapports & des notions tirés du pouls, pour difcerner les vraies vues qu'on doit fe propofer de remplir, & qui toujours doivent être conformes à celles de la nature. Elles apporteront fans doute un grand changement dans la conduite de plufieurs Praticiens.

Les uns y trouveront des motifs puiffans, pour fortir d'une opiniâtre & ennuyeufe oifiveté, & profiter de ces momens heureux, où il convient d'affoiblir, d'augmenter, de foutenir, de favorifer les mouvemens de la nature : les autres, au contraire, feront convaincus de la néceffité de réprimer un traitement trop actif, par lequel la révolution des maladies eft interrompue, leur caractère obfcurci, leur marche irrégulière, leur iffue fouvent auffi funefte qu'imprévue.

La différence de l'âge, du fexe, de la faifon, du climat, ne peut faire varier des connoiffances fondées fur le méchanifme même des fonctions du corps humain : par-tout où l'on obferve également bien le caractère du pouls, par-tout les réfultats feront les mêmes; l'enfemble de ces réfultats ne fervira qu'à pofer le dernier fceau à la vérité des premières connoiffances.

Une Demoifelle, âgée d'environ trente-cinq ans, & d'une conftitution affez délicate, au vingt-unième jour d'une fièvre maligne, dont elle étoit atteinte, fe trouve avoir le pouls bien moins fréquent qu'à l'ordinaire; il étoit mol, développé, égal dans fes pulfations, fupérieur : le ventre eft libre, la peau graffe, la langue humide, le jugement fain depuis deux jours; feulement, chaque nuit, revient une exacerbation de fièvre, pendant laquelle la malade refte dans un affoupiffement conftant, avec un peu de délire fourd. Je me crois cependant fondé à annoncer que tout danger étoit diffipé, & qu'en peu de tems la maladie feroit avantageufement jugée. Le mari, épuifé des fatigues d'une veille conftante, va fe coucher, & fubftitue à fa place un de fes amis, pour veiller auprès de la malade.

Le lendemain, de grand matin, je vais la voir; je la trouve dans une agitation continuelle; fa raifon eft égarée; fon pouls très-fréquent, petit, ferré, dur, tremblotant, inégal, inférieur, & comme partagé entre le pouls ſtomachal & l'inteſtinal. Je porte la main ſur la région épigaſtrique, qui eſt élevée, pleine, tendue. La malade avoit été à la ſelle une fois depuis peu de tems ; l'eſtomac paroiſſoit faire d'impuiſſans efforts pour ſe dégager du poids qui l'irrite & le ſurcharge. Toutes ces conſidérations combinées, je ſoutiens avec opiniâtreté que ce changement ſubit vient d'une erreur commiſe dans le régime… Perquiſition faite, le mari découvre que le Garde a fait prendre, pendant la nuit, à ſon épouſe, au moins deux pintes de bouillon.

Auſſi-tôt je fais donner un grain d'émétique, & deux gros de ſel d'epſom, dans un verre d'eau : ce remède procure incontinent des évacuations abondantes par les ſelles ; l'agitation de la malade ceſſe ; le jugement redevient ſain ; elle s'en ſert pour avertir de ſes beſoins, & ſe faire mettre ſept à huit fois au baſſin : le ſoir, le pouls s'étoit rétabli dans la modification où il étoit le jour précédent ; la fièvre ceſſa, & depuis ce moment, la malade fut conduite à ſa convaleſcence.

Madame de la Haye, âgée d'environ foixante-douze ans, eft attaquée d'un redoublement d'afthme; l'oppreffion eft médiocre pour ce genre de maladie; la toux, dès le commencement, eft fuivie de crachats féreux; le pouls eft fréquent, dur, tendu, médiocrement gros, égal dans fes pulfations, fupérieur. La malade eft faignée deux fois au bras.

Le pouls devient plus fouple, plus dilaté & plus pectoral; la refpiration auffi eft moins gênée; les crachats fortent avec plus de facilité & d'abondance; on favorife l'expectoration par l'ufage d'une tifane de capillaire, d'hyfope, de régliffe & de fyrop de marrube; le ventre eft libre.

Il revient, tous les foirs, une augmentation de fièvre pendant la nuit; le fommeil eft inquiet & agité; cet état perfévère cinq ou fix jours: le pouls alors devient tout-à-coup plus fréquent, ferré, irrégulier dans la force & l'intervalle de plufieurs pulfations; quelques-unes font même à peine fenfibles; il donne ainfi le caractère de pouls inférieur & inteftinal. J'annonçai à la malade un prochain dévoiement... Elle fut fept à huit fois à la felle.

Cependant le redoublement de la

fièvre continuant de fe faire, la malade fut purgée avec deux onces de manne, & une once de fyrop de rofes folutif; ce remède procura douze à quinze évacuations : le pouls redevient auffi-tôt fupérieur, & plus que jamais décidé pectoral : les crachats furent plus épais & plus abondans : cet état fe foutint pendant dix jours.

Les fignes du pouls pectoral furent de nouveau obfcurcis par ceux du pouls inteftinal : le premier purgatif fut alors répété; il procura des évacuations auffi abondantes que la première fois, & la maladie fut ainfi heureufement terminée.

Une fille de vingt-huit à trente ans, d'un tempérament fanguin, forte & bien conftituée, reffent un violent mal de gorge, avec gonflement des amygdales : elle fe fait faigner au bras. Quelques heures après je la vifite; fon pouls eft fréquent, élevé, dur, irrégulier, avec des rebondiffemens éloignés les uns des autres, inégaux dans leur force & leur retour; fur trois à quatre moins fenfibles, il en eft un bien brufque.

Ces modifications me rapportoient les fignes d'un pouls fupérieur compliqué avec l'utérin, & m'engagèrent à dire à la malade que je la croyois sur le point d'avoir ses règles; elle me répondit que, si son mal de gorge n'y causoit pas de retardement, elles devoient paroître le lendemain. La malade n'ayant pas été à la selle depuis quatre jours, tout indiquoit le besoin d'un lavement émollient qu'elle reçut, & qui procura de grandes évacuations. Deux heures après, elle se mit dans un bain d'eau tiède jusqu'aux genoux... La nuit suivante, les règles commencèrent à percer, se soutinrent abondantes; le mal de gorge diminua en proportion; & dès-lors il ne fut besoin ni d'autres remèdes, ni de Médecin. (*Journ. de Méd. Juillet 1768.*)

* JAMAIS décision ne put être plus flatteuse pour la nouvelle doctrine du pouls, & particuliérement pour les Recherches, que celle de M. le Nicolais. Ses réflexions font comme autant de sentences qui renferment une infinité de choses utiles, précieuses, capables de faire raviser & d'intéresser les plus indifférens. A la richesse des faits ou des détails, M. le Nicolais a su joindre celle de l'expression.

C'eſt à de pareilles déciſions, pré-
ſentées avec autant de noble ſimplicité que de force, que nous renvoyons
les détracteurs de la Pulſimantie moderne, s'il en eſt encore quelqu'un.
Je ne puis m'empêcher de le dire ; j'ai
connu autrefois plus d'un Critique qui
s'élevoit contre elle, quoiqu'il m'avouât
qu'il l'ignoroit parfaitement. Quelle conſéquence, me diſois-je à moi-même !
quelle juſtice ! Mais c'eſt le ſort de
toutes les choſes nouvelles de trouver
des juges équitables & iniques.

Il eſt bon de faire remarquer la
manière dont le pouls inteſtinal & le
pectoral ſe ſuccédèrent à pluſieurs re-
priſes dans l'une des obſervations de
M. du Saulſay : il eſt bien évident que
la nature dirigeoit ſes efforts, tantôt
du côté de la poitrine, & tantôt du
côté du ventre ; ſi elle ſe fût bornée
à un ſeul genre d'évacuation, la matière qui auroit trop long-tems croupi
dans l'un des couloirs, n'eût pas manqué de contrarier ſes vues : ainſi on
la voit quelquefois faire deux efforts
preſque en même tems ; quelquefois
auſſi elle néglige, pendant un certain
tems, un amas, pour s'occuper d'un
autre plus preſſant, &c.

D 4

Au reste, on peut voir dans les Recherches des exemples de l'espèce de complication dont on vient de parler.

N°. XXXVII.

JUGEMENT de M. RAZOUX, Docteur en Médecine de l'Université de Montpellier, Médecin de l'Hôtel-Dieu de Nismes.

LA nouvelle méthode d'examiner le pouls (dit M. Razoux dans une lettre à M. de Sauvages), est, suivant votre témoignage, & suivant les plus grands Maîtres de l'Art, très-utile dans la Médecine pratique. Je vous avouerai pourtant que je n'ai pas toujours pensé aussi avantageusement de cette doctrine ; j'avois déja, depuis long-tems, entendu parler de la connoissance du pouls, par rapport aux crises ; mais comme je n'étois pas fortement persuadé de leur existence, je ne faisois pas attention aux signes qui pouvoient me les annoncer, & je regardois comme des fictions & des rêveries, ce qu'on débitoit sur ces mouvemens intérieurs de la nature.

J'étois dans ces difpofitions , lorfque l'Ouvrage de M. Cox me tomba entre les mains ; je lus ce livre avec réflexion , & je fus frappé de plufieurs endroits de ces obfervations , & des remarques qui les fuivent. Dès ce moment , je réfolus de chercher à découvrir fi ce qu'on difoit des différences du pouls , étoit vrai ou faux , bien difpofé à ne me laiffer fubjuguer par aucun préjugé pour ou contre , & même à me défifter des idées avantageufes que la lecture du livre de M. Cox auroit pu faire naître dans mon efprit. Fort peu de tems après , j'eus occafion de faire quelques obfer-vations fur différens malades ; je les trouvai parfaitement conformes à celles qui m'avoient frappé.

Ce fut pour lors que je lus pour la première fois , & avec la plus grande application , les Recherches fur le pouls de M. de Bordeu , les obfervations de Dom Solano , de Nihell & de M. Michel. Ces Ouvrages me confirmèrent dans toutes mes idées , & je ne doutai plus un moment de la vérité de ce qu'avançoient ces Auteurs.

Je me convainquis bientôt , par des expériences réitérées , que l'appareil des rithmes défignés précédoit l'évacuation critique qu'ils annonçoient. J'ai été fort circonſpeⱶ, pendant quelque tems, ſur les pronoſtics, & je ne me déterminai à prédire telle ou telle criſe que lorſque j'eus vu paroître les ſignes ordinaires concomitans, ceux que le pouls me donnoit... Comme les connoiſſances que le pouls des malades donne au Médecin, ſont les plus certaines marques de l'aⱶion intérieure de la nature, on doit s'attacher plus particuliérement à celles-ci qu'aux autres... Je puis vous aſſurer, Monſieur, de la fidélité des obſervations que je rapporte; je ne doute pas même que, pour peu qu'on ſoit verſé dans la connoiſſance du pouls, & qu'on veuille s'appliquer à diſcerner les eſpèces que j'indique, on ne trouve bientôt l'occaſion de les reconnoître, ſans pouvoir s'y méprendre. Voici les faits ſur leſquels je m'appuie : j'ai cru devoir les rendre publics ſous vos auſpices, pour faire voir les motifs de crédibilité, qui m'ont engagé à être partiſan de cette nouvelle doⱶrine....

Ces faits dont parle M. Razoux, ſont dix obſervations toutes favorables à la doⱶrine qu'il préconiſe. Dans la première, le pouls intermittent annonce

un cours de ventre critique, conformément aux *Recherches*, Chap. XI ,
qui arriva & termina heureufement la
maladie. Dans la feconde , le pouls
étant inégal & intermittent de 5, de 6 ,
ou de 7 en 7 pulfations , je pronofti-
quai , dit M. Razoux, que la diarrhée
ne tarderoit pas à paroître ; elle parut
en effet la nuit fuivante , & elle dura
tant que le pouls fuivit fon rithme.

La troifième obfervation fait mention d'une pareille évacuation du ventre , prédite par le pouls inteftinal ;
évacuation qui rétablit le malade en
parfaite fanté. La quatrième roule fur
un pouls ftomachal fimple , tel qu'il eft
décrit dans le Chap. X des *Recherches*.
L'Obfervateur pronoftiqua le vomiffement ; le malade vomit en effet plufieurs fois ; il rendit même un ver : le
lendemain, le pouls changea le caractère qu'il avoit ; mais le jour d'après ,
il parut exactement critique , inégal ,
intermittent à chaque cinquième ou
fixième pulfation. M. Razoux dit pour
lors au père du malade que les matières qui avoient occafionné le vomiffement, avoient paffé de l'eftomac dans
les inteftins , & qu'elles feroient bientôt évacuées par les felles ; l'événement

D 6

fuivit de près fa prédiction. Il termine
cette obfervation, en difant que, s'il n'a
pas vu conftamment toutes les diarrhées
critiques être annoncées par l'intermittence du pouls, il peut affurer avoir
toujours remarqué les irrégularités &
les intermittences dans le pouls, pré-
céder les évacuations par les felles.

Dans les cinquième & fixième obfervations, il s'agit de faignemens du
nez, prédits par le pouls rebondiffant.
Dans la feptième, le pouls étoit, dit
M. Razoux, un des pouls compofés,
dont parle l'Auteur des *Recherches*,
Chap. XVIII, puifque les rebondiffemens annonçoient la fortie du fang par
le nez, en même tems que le pouls portoit le caractère propre à l'expectoration.

La neuvième obfervation confirme
le pouls *inciduus*, ou pouls critique de
la fueur; ce pouls étoit fi bien carac-
térifé, qu'il eût été difficile de s'y méprendre.

Enfin, dans la dernière obfervation,
il s'agit du pouls indicateur du vomiffement critique, mais qui ne fut pas
fuivi de fes effets ordinaires, pour des
raifons que rapporte l'Obfervateur.
(*Voyez les Tables Nofolog. & Météorol.
pag. 291. & fuiv.*)

Réflexions de l'Editeur.

LA préoccupation qui séduit d'abord M. Razoux, ne le captive point ; une louable émulation & la force de la vérité l'emportent sur le prestige de l'imagination. Combien d'autres triompheroient de ce même prestige, s'ils avoient la même ardeur que M. Razoux, qui ne crut pas qu'étant Médecin d'un grand Hôpital, & jouissant d'une réputation bien méritée, il fût pour cela dispensé de recevoir quelques nouvelles instructions ! Nous ne doutons pas qu'alors ils ne tinssent le même langage que tient ce savant Médecin ; savoir, « que » les indications tirées du pouls, sont » les marques les plus certaines de l'ac- » tion intérieure de la nature, & qu'on » doit s'y attacher plus particuliérement » qu'aux autres signes.... » Mais après tout, la nouvelle doctrine est mainte- nant dans le cas de pouvoir se passer du suffrage de quelques incrédules obsti- nés ; les vrais Observateurs l'ont bien assez justifiée, & la postérité en verra naître d'autres qui acheveront leur ou- vrage.

Les observations faites par M. Ra-

zoux, outre l'appui qu'elles prêtent à
cette doctrine, contiennent des détails
de pratique très-intéressans, qui annoncent véritablement le Médecin attentif,
laborieux, prudent & consommé ; on
doit les lire dans l'Ouvrage même : pour
en mieux convaincre le Lecteur, nous
ne citerons que le témoignage, non
moins juste que flatteur, qu'a rendu
M. de Sauvages des Tables Nosologiques
& Météorologiques de M. Razoux. « J'ai
» été enchanté de ces tables ; j'en ai
» admiré l'ordre, le détail, l'entreprise ;
» si quelque chose est capable de per-
» fectionner notre art, c'est un pareil
» ouvrage... »

En effet, arrêtons-nous un moment à
considérer M. Razoux, placé à la tête
d'un Hôpital rempli d'un grand nombre
de malades de tout âge & de tout sexe :
il suit journellement leurs maladies ; il
en fait des tables à la manière des grands
Observateurs, qui ont le plus appro-
ché de celle d'Hippocrate ; il suit la
nature pas à pas ; par-tout il ne présente qu'elle à ses Lecteurs. Mais combien il est différent de ces *Buccinateurs,*
qui affichent, pour ainsi dire, leurs
productions à toutes les portes, qui ne
cessent de crier qu'ils vont imiter Hip-

pocrate, & qui appellent l'Europe favante à leurs opérations. Nous trouve-
rons ailleurs l'occafion de faire l'application de ces remarques, & de comparer la conduite fage, réfervée &
éclairée de M. Razoux, avec celle de
quelques *Saltimbanques* de notre art,
grands copiftes & verbiageurs, dont les
ouvrages fe réduifent à un tiffu de lieux
communs, fans fel, fans vertu, fans
utilité.

M. Razoux mérite encore des élo-
ges, eu égard à la manière dont il s'eft
appliqué à mefurer la fréquence du
pouls dans la fièvre : c'eft une branche
particulière de l'art fphygmique, déja
connue de bien des Médecins, & qui
étoit beaucoup du goût de M. de Senac.
Il faut attendre fur cela les travaux de
quelque génie plein du defir de faire
quelques découvertes utiles.

N°. XXXVIII.

JUGEMENT de M. SAVARY, Médecin de l'Hôpital de la Marine à Brest.

* MONSIEUR SAVARY rapporte diverses observations d'Auteurs sur le pouls. Dans la première, qui est de Bartholin, le pouls fut trouvé intermittent à différentes reprises, sur un sujet attaqué d'un marasme presque incurable.

La seconde, qui appartient à Borrichius, roule sur un malade qui avoit le pouls bon au bras droit, & mauvais au bras gauche : les principaux symptomes de sa maladie étoient une grande maigreur, une foiblesse extraordinaire, une respiration laborieuse & une fièvre erratique. Je lui tâtai le pouls du bras droit, dit l'Observateur, & je n'y trouvai rien de mauvais ; mais lui ayant ensuite touché celui du bras gauche, j'y remarquai beaucoup de dérangement : je lui demandai s'il n'avoit jamais eu de maladie de poitrine ? Il me répondit que probablement il seroit mort de phthisie, il y avoit cinq ans, sans le secours d'un habile Médecin... Cette différence dans les deux pouls du bras droit & du bras gauche, fut bien reconnue par les plus célèbres Médecins qui furent appellés en consultation... Peu de jours avant la mort du malade, le pouls du bras droit se dérangea, & parut aussi mauvais que l'autre.

La troisième observation, qui est du même Borrichius, fait mention d'une Dame phthisique, qui rendoit par les efforts de la toux beaucoup de crachats purulens ; tellement que la plupart des assistans croyoient qu'elle avoit craché le reste de ses poumons ulcérés : son pouls étoit petit, mais très-vîte, rebondissant & quelquefois intermittent. Si l'Auteur entend par *subsultans* (remarque M. Savary sur cette observation), le pouls que nous appellons rebondissant, comme je l'ai traduit, & comme il y a beaucoup d'apparence, on aura ici une observation fort curieuse, & qui a échappé à M. Nihell, pour confirmer le pouls rebondissant de Solano, puisque le malade de Borrichius eût plusieurs saignemens de nez considérables. J'ai vérifié plus d'une fois ce pouls dans notre

Hôpital, & je ne suis pas le seul. Mais les observations antérieures au système sont toujours précieuses; elles ne doivent rien au préjugé, ni à l'imagination séduite par la nouveauté. On peut joindre à celles-ci celles qu'on trouve dans Prosper-Alpin & dans Wierus, sur le pouls intermittent. (*Collection Académique, Tome VII, pag. 153, 157 & 159.*)

* Les Recherches sur le pouls étoient connues de tout le monde, lorsque M. Savary parloit ainsi en 1766 : il les connoissoit lui-même; mais il ne les citoit point. Ce seroit un sujet de reproche à faire à sa mémoire (car il est mort depuis), si on ne savoit d'ailleurs qu'il préparoit des observations par lesquelles il se proposoit de confirmer le système entier des Recherches.

Ce qu'il dit ici des observations, qu'il appelle antérieures au système, est raisonnable au fond : il entend par-là que les divers faits répandus dans les Auteurs anciens, bien loin d'affoiblir les recherches & les observations de Solano & de Nihell, leur donnent de l'appui.

Ce n'est pas ici le lieu de faire une revue de toutes ces observations précieufes, mais négligées, que contiennent nos livres anciens, & qui, fans les Recherches, & fans Solano, feroient demeurées dans le plus profond oubli : lorfqu'on les tirera de cet oubli, on verra combien elles cadrent avec nos règles modernes ; & ces règles en recevront un nouveau degré de force : elles ferviront d'un côté à rendre intelligibles les peintures faites par les anciens, & dont eux-mêmes ne fentoient pas la valeur entière ; & de l'autre, à diriger les Médecins à venir dans leurs obfervations, à les tenir, pour ainfi dire, en haleine, & à leur rendre fenfibles des modifications du pouls, fur lefquelles ils euffent paffé trop légérement, fans le fecours des Recherches.

N°. XXXIX.

JUGEMENT de M. BALME, Docteur de Montpellier, & Médecin du Puy-en-Velay ; où fe voit auffi le Jugement du célèbre M. Fizes.

SI je parcours l'hiftoire des révolutions arrivées dans la Médecine, depuis

Hippocrate jufqu'à nos jours, je ne puis m'empêcher de faire une remarque bien trifte pour l'humanité, qui en a été, j'ofe le dire, la victime, & bien humiliante pour les Médecins de tous les tems, qui y ont donné lieu. En effet, on peut affurer que chaque découverte en Médecine eft marquée par le nombre plus ou moins grand de fes ennemis, en proportion du bien général qui pouvoit en réfulter, ou de la réputation juftement méritée qu'elle pouvoit acquérir à fon Auteur.

Nous n'irons point chercher ailleurs des exemples de ce que nous venons d'avancer, puifque nous en avons d'affez frappans dans l'hiftoire de la *Doctrine du pouls;* nous pafferons fous filence les premières époques, pour nous arrêter à celles qui nous font plus connues.

Les difficultés qu'éprouva Solano dans le commencement de fes obfervations, font affez connues; nous favons la réponfe de *Pablo* à l'interrogation de Solano, fur la remarque du pouls rebondiffant; nous favons encore quel fut l'accueil de trois vieux Médecins Efpagnols, à la prédiction d'une diarrhée prochaine, que le jeune Solano eut la témérité de leur faire.

On peut juger du sort qu'auroient eu les découvertes de Solano, si Nihell n'eût éprouvé à la lecture du *Lap. Lydius*, cette noble curiosité qui accompagne toujours le génie, & lui fait saisir avec enthousiasme tout ce qui peut étendre la sphère de ses connoissances.

On fut étonné, lorsque le livre des *Recherches sur le Pouls* parut : c'étoit beaucoup d'être au fait des découvertes de Solano ; on ne soupçonnoit pas la perfection & l'étendue que quelque génie heureux pouvoit leur donner. Nous devons être à présent d'autant moins surpris de cet étonnement général, vu la matière qui est traitée dans cet excellent Ouvrage, & les nouvelles lumières qui y sont répandues, tant pour la théorie, que pour la pratique de la Médecine.

On demandoit un jour au fameux M. Fizes, dont la mémoire sera toujours chère à l'Université de Montpellier, ce qu'il pensoit de l'Ouvrage des Recherches sur le Pouls. « J'ai connu » l'Auteur, repondit-il, lorsqu'il pre- » noit ses grades dans notre Faculté ; » je fus frappé du génie que je lui re- » connus ; je lui trouvois une façon de » penser qui n'étoit pas commune : il

» étoit fort docile à l'inftruction ; mais
» on le voyoit très-peu fatisfait de l'ex-
» plication que nous donnons des phé-
» nomènes de l'économie animale , &
» je n'ai jamais douté qu'il ne parvînt
» un jour à ce point de réputation fi
» *envié.* Du refte , je connois bien fon
» Ouvrage fur le Pouls... Je ne nierois
» pas la vérité des connoiffances & des
» prédictions qui y font contenues ;
» mais vous favez que nous avons appris
» à préfent à ne point nous embarraffer
» de toutes ces crifes que les Anciens
» croient devoir attendre avec tant de
» patience ; que nous nous fommes
» rendus Maîtres de la nature ; que
» nous favons la diriger , la corri-
» ger , &c... »

L'ingénieux Auteur de l'Effai fur le
pouls, n'a pas été plus heureux, ou plus
à l'abri des traits de l'envie & de la
critique que fes prédéceffeurs...

Ne méprifons rien avant de connoître ; ne jugeons point avant d'avoir
entendu. Que chacun de nous s'applique à participer au bien général ; fai-
fons des vœux fincères pour la découverte de la vérité, en fuivant les traces, & en imitant les travaux de ceux
qui nous ont éclairés ; en foulant aux

pieds tout sentiment intérieur d'orgueil & de jalousie.

Dans le tems que je travaillois à prendre mes grades à Montpellier, la doctrine du pouls y avoit fait quantité de Prosélytes ; on en voyoit même chaque jour augmenter le nombre ; & à l'heure de la visite du Médecin de l'Hôpital, sur-tout lorsque M. Fouquet y assistoit, on remarquoit chez la plupart de ceux qui y étoient assidus, une certaine satisfaction, une sorte d'empressement que la simple curiosité n'eût pas été seule capable d'inspirer.... Je me trouvois quelquefois témoin de plusieurs pronostics vrais ; on annonçoit un saignement de nez, le rétablissement d'une expectoration supprimée, l'évacuation prochaine des menstrues, quelque cours de ventre, qui avoit lieu, ou qui étoit sur le point de paroître, &c. Mon admiration étoit égale à ma surprise, en vérifiant la réalité de toutes ces prédictions, souvent dans le court espace de tems que l'on assignoit. La satisfaction & le plaisir bien vif que devoient éprouver, & que ressentoient effectivement ceux qui avoient porté de tels jugemens ; les disputes que je voyois s'élever souvent, & se terminer à leur avantage ; l'approbation des hommes célèbres, l'exhortation de nos Maîtres, enfin la fausseté évidente des oppositions, ou le peu de fondement des objections, me firent présumer de la nécessité de l'étude de cette doctrine, & des précieux avantages qu'on pouvoit retirer de si belles connoissances... (a)

Je lus & j'étudiai le livre admirable des *Recherches sur le Pouls* ; je fus pénétré de l'étendue & de l'importance du sujet ; & je ne balançai plus à profiter de toutes les occasions, à me servir de tous les moyens pour satisfaire l'empressement que j'avois d'acquérir des connoissances de la réalité desquelles je n'avois plus lieu de douter. Mais je ne pouvois parvenir à ce que je desirois ; & je m'a-

―――――――――

(a) On demandoit souvent à l'illustre M. de Sauvages, son avis sur la Doctrine du Pouls, & si l'on pouvoit compter sur le profit d'un tems que l'on sacrifieroit pour acquérir les connoissances qui y étoient annoncées ? On étoit fort étonné que la réponse de M. de Sauvages fût constamment décidée à l'exhortation de ne rien négliger de ce qui pouvoit mettre au fait d'une si précieuse découverte...

bufois souvent fur quelques irrégularités du pouls, & j'avoue qu'il m'en coûtoit de vérifier la maxime de Solano, dont on rapporte qu'il difoit : *ne favoir point de remèdes pour ceux qui n'avoient nulle aptitude au tact du pouls, attendu que cela venoit d'un défaut d'imaginative.*

Cependant les mauvais fuccès que j'avois eus dans mon étude, bien loin de me décourager, augmentèrent l'envie que j'avois de m'inftruire.... J'eus bientôt occafion de m'exercer : l'Hôpital de S. Eloi me fournifloit pour cela un champ affez vafte ; le commencement de mes obfervations me parut aifé ; fouvent je m'applaudifois d'être parvenu avec autant de facilité ; mais quelques erreurs trop fouvent multipliées, diminuèrent bientôt ce plaifir.

Différentes occupations n'avoient point permis à M. Fouquet, mon guide, de me donner des inftructions fuffifántes, ou affez développées, moins encore de m'aider & de me diriger : auffi mes connoiffances étoient trèsfuperficielles.... Je me contentois de reconnoître le caractère le plus apparent du pouls, pour me convaincre de l'affection de l'organe qu'il me préfentoit. On doit juger que, s'il m'arrivoit de rencontrer, le hafard me favorifoit beaucoup : fi par exemple, trouvant le caractère du pouls ftomachal affez bien marqué, j'apprenois du malade la certitude de mon jugement, peu foigneux, ou peu embarraffé des autres fignes, ou caractères que je pouvois découvrir, je me retirois fort content de ma découverte.

Mais je ne fus pas toujours auffi heureux dans mes prédictions ; elles fe trouvoient le plus ordinairement fauffes ; mes erreurs étoient trop fréquentes, pour que je n'en cherchaffe pas la caufe & l'origine, afin de les prévenir. J'appris du livre des *Recherches*, que l'on obferve très-fréquemment, que le travail de la digeftion, comme l'action d'un purgatif, donne au pouls un caractère propre à l'organe, dont l'action eft augmentée, ou l'excrétion forcée, & que ce caractère prédomine fouvent fur tous les autres, qui dénotent, ou conftituent l'état maladif de tel ou tel organe. C'eft la raifon pour laquelle il m'arrivoit fouvent de ne reconnoître que le pouls ftomachal, ou le pouls inteftinal, & de me tromper, d'après ces caractères; puifque les malades, ou venoient de

prendre depuis peu de tems de la nourriture, ou éprouvoient encore l'action
d'un purgatif qu'ils avoient pris le même
jour.... Je trouvois le pouls capital à
presque tous les malades que j'appro-
chois; & j'étois surpris de ne pas en
trouver la vérité dans leur réponse....

M. Fouquet voulut bien venir avec
moi à l'Hôpital; je trouvai un pouls
capital, où il n'en connoissoit pas la
moindre apparence; il s'apperçut que
je pressois trop & inégalement l'artère;
il m'avertit d'appuyer au contraire légérement, observant que l'extrémité de
chaque doigt fût toujours au niveau
des autres, afin de bien embrasser la
surface de l'artère. Je me conformai à
son avis; & le pouls capital se dissipa
aussi vîte qu'il étoit venu, par une trop
forte & inégale compression. Cela a
beaucoup de rapport, ce me semble,
avec ce pouls dicrote que Bellini disoit
qu'on pouvoit faire par supercherie, en
appliquant inégalement les doigts sur
l'artère....

Je crois parfaitement inutile d'en-
treprendre le détail des observations
que j'ai été à portée de faire dans la
suite, avec plus de soin & de succès...

J'ai reconnu le pouls capital chez beaucoup de malades, malgré qu'ils ne se plaigniſſent aucunement de la tête ; c'étoit dans le tems d'un ſommeil profond, ou peu après le réveil : mais il m'a paru bien plus lent, plus mol & plus dilaté que lorſque la tête étoit véritablement affectée. J'ai auſſi trouvé le pouls capital dans ceux qui étoient bleſſés aſſez gravement à la tête, ou qui avoient des véſicatoires à cette partie. Il s'en faut bien que j'aie trouvé alors le même caractère de dilatation & de molleſſe qu'à ceux qui, comme je l'ai déja dit, étoient dans un ſommeil profond, ou qui ſortoient d'un aſſoupiſſement aſſez fort.... J'ai rencontré quelquefois dans un même bras juſqu'à quatre eſpèces de pouls que je diſtinguois aſſez bien, malgré qu'il y ait beaucoup de difficulté.

Il eſt bon de faire remarquer que, ſi le pouls capital eſt beaucoup plus apparent que l'inteſtinal, on reſte long-tems à découvrir ce dernier. C'eſt ordinairement dans cette occaſion que, ſi on preſſe un peu trop l'artère, ou ſi, ſur le ſoupçon de quelque hémorragie prochaine, on cherche, par une plus forte preſſion de l'index, à découvrir les ſignes qui l'annoncent, on ne trouvera aucune trace du pouls inteſtinal, & tout caractériſera le pouls capital.

Je ferai encore une remarque au ſujet du caractère de ce pouls, ſur-tout lorſque le mode critique y eſt joint ; c'eſt le ſentiment vif qu'éprouve l'Obſervateur, lorſqu'il eſt parvenu à le reconnoître : combien il ſe ſent flatté de percer dans l'avenir, de ſe voir le témoin du travail trop long-tems caché de la nature, & de prévenir, avec fruit, l'adminiſtration de quelques prétendus ſecours, plus pernicieux encore qu'inutiles....

J'ai eu ſouvent occaſion de trouver le pouls pectoral : j'ai été inſtruit qu'il ſe rencontroit dans le cours de pluſieurs fièvres intermittentes, & de beaucoup de fièvres continues, auſſi bien que dans les maladies propres à la poitrine. Mais j'ai trouvé, par exemple, qu'une pleuréſie, ou une fluxion de poitrine, ſe terminant heureuſement & facilement par l'expectoration, le caractère du pouls pectoral acquéroit un plus grand degré de dilatation & de molleſſe, & un état plus dégagé ou plus libre qu'à la termi-

naiſon de ces fièvres continues, où l'expectoration avoit auſſi lieu, avec abondance, & ſans beaucoup de gêne.

J'ai très-ſouvent vérifié encore que,
pendant l'uſage continué du quinquina,
le pouls acquéroit le caractère vraiment
pectoral. Je me ſerois auſſi très-ſouvent trompé au pouls des phthiſiques,
dont le mode principal eſt d'être ſerré,
vif, petit, ſouvent foible & déprimé,
& avec quelques intermittences, ſi,
malgré ce caractère prédominant de
pouls inférieur, je n'avois reconnu le
pectoral compliqué avec l'inteſtinal,
qui, dans cette maladie, eſt ſi marqué
qu'il eſt preſque impoſſible de s'y méprendre. (Ceci ne doit s'entendre que
du pouls inteſtinal, & ſeulement lorſque
le cours de ventre colliquatif a lieu.)

De la connoiſſance du pouls pectoral, j'ai retiré quelques avantages précieux ; celui de mieux connoître l'état
critique de l'organe affecté qu'il dénote, & de prévenir par-là bien des
dangers & bien des bévues que l'ignorance de ce caractère m'eût fait com-
mettre....

Toutes les fois que j'ai reconnu le
pouls ſtomachal bien marqué, ſans au-

cun signe d'inflammation, ou d'irritation trop grande, au commencement
des fièvres, soit continues, soit intermittentes, de ces toux, même de ces
fluxions de poitrine, qui règnent sur-
tout en automne, je n'ai point balancé
à prescrire l'émétique, dont je me suis
très-bien trouvé par les évacuations
abondantes qu'il procuroit, & par la
diminution des symptomes qui sembloient devoir augmenter dans le cours
de la maladie, & dont cependant la
plupart ne reparoissoient plus. Il m'est
aussi souvent arrivé qu'appellé fort tard
auprès d'un malade à qui on avoit fait
tout, excepté ce qui étoit nécessaire,
& le trouvant dans un état affreux sur
la connoissance du pouls stomachal bien
marqué, bien caractérisé, d'ailleurs sans
aucun signe bien déterminé de crise prochaine, par le vomissement; il m'est,
dis-je, arrivé de me décider à prescrire
l'émétique d'emblée, & d'en retirer des
succès difficiles à apprécier.

Dans le commencement des fièvres
intermittentes, j'ai sollicité avec succès
le vomissement d'après les caractères
essentiels du pouls stomachal; j'ai vu
disparoître, d'après cette évacuation,
la plupart des symptomes étrangers à

cette maladie, dont le malade étoit affligé, en proportion de leur degré de force ou d'activité, &c. J'ai vu aussi la maladie entière céder totalement à la même évacuation, sollicitée deux, trois fois de suite.

La connoissance du pouls intestinal m'a fourni des indices sûrs & favorables, pour découvrir l'organe affecté que je n'avois souvent pas lieu de soupçonner; or, cet avantage m'a procuré celui d'éviter de prescrire plusieurs purgatifs que j'eusse peut-être sans cela jugé nécessaires; celui encore d'être plus circonspect dans leur usage, qui n'est que trop fréquent parmi nous; celui enfin de placer ces remèdes dans des tems plus convenables, &c.

Le pouls des règles est celui qui m'a coûté le plus à découvrir... Je suis venu à bout de le reconnoître asiez souvent; mais j'ai été surpris de remarquer chez la plupart des personnes qui sont à la veille d'éprouver cette évacuation périodique, ou qui l'avoient pour lors, un signe particulier que nous donne l'Auteur des *Recherches*, & qui a été souvent pour moi un signe général: c'est le resserrement du pouls & l'irrégularité des pulsations, avec un certain

défordre que je ne puis affez bien définir, mais que je reconnois affez facilement; caractère que je diftingue bien
de celui du pouls inteftinal avec lequel
il a beaucoup de reffemblance.

C'eft à la fin des maladies, ou dans
la convalefcence, que j'ai plus parfaitement reconnu le pouls utérin. Ce n'eft
même qu'alors, ou dans des cas à-peu-
près femblables que j'ai pu favorifer
& aider l'évacuation prochaine qu'il annonçoit par quelques légères frictions
aux jambes, ou par quelques pédiluves
qui ont bien réuffi....

Chaque Obfervateur du pouls peut
avoir un mode à lui propre; une façon
particulière de fentir, qui ne pourra
fouvent avoir lieu pour d'autre que
pour lui. Dans le fait, qu'importe
que l'on reconnoiffe ou non le caractère du pouls propre & entier, tel
que le décrit le premier Obfervateur,
pourvu que l'on ait acquis l'effentiel,
& que l'on arrive au même but ? Je
dis bien plus; ce font autant de nouvelles découvertes très-précieufes; ce
font de nouvelles routes qui nous font
ouvertes pour nous conduire plus fûre-
ment, au cas que les premières viennent
à être infuffifantes. Ce feroit encore

beaucoup, fi, par la certitude de ces nouvelles modifications, ou par celles que chacun peut encore trouver, nous apprenions feulement à nous prémunir davantage contre ces généralités devenues dans l'art d'un abus fi dangereux. (*Journ. de Méd. Juillet 1768.*)

Réflexions de l'Éditeur.

M. BALMI n'eft pas le premier qui fe foit plaint des cataftrophes attachées aux nouvelles découvertes, & qui en ait recherché les caufes. L'ambition & l'orgueil jouent fans doute le premier rôle parmi ces caufes, & il eft peu d'hommes qui fachent faire le facrifice de ces paffions, fur-tout fi quelque fuccès les a déja flattées, ou plutôt irritées. La foibleffe, l'ignorance, la pareffe & la crainte font autant de caufes fecondaires des mêmes défordres : c'eft par elles qu'on eft entraîné dans le parti des contradictions que l'envie fufcite ; c'eft elles qui portent comme irréfiftiblement à fuivre une route déja frayée, quelle qu'elle puiffe être, & à la préférer à une meilleure, &c. Ce n'eft que des hommes vraiment éclairés & raifonnables que le génie doit attendre

la juſtice : eux ſeuls ſavent au moins
garder les bornes, le tempérament que
la ſageſſe requiert, juſqu'à ce que la
vérité les ait entiérement convaincus
par ſon évidence.

Nous ne ſommes donc point ſurpris
que les Fizes & les Sauvages aient tenu
le langage & la conduite qu'ils ont tenu,
par rapport à la doctrine du pouls, lorſqu'elle n'étoit encore que naiſſante : ce
n'eſt guères qu'aux hommes de cette
trempe qu'il appartient de « ne rien mé-
» priſer avant de connoître, de ne point
» juger avant d'avoir entendu, &c. »

Feu M. Lanuſcon, Docteur de Montpellier, mon ami & mon compatriote,
dont les talens pour la Médecine furent
aſſez connus de ſes Condiſciples & de
ſes Maîtres (c'eſt un foible tribut que
je paye à ſa mémoire), m'a plus d'une
fois raconté de M. Fizes les mêmes
propos que M. Balme rapporte. « La
» thèſe des eaux d'Aquitaine, diſoit
» auſſi ce célèbre Médecin, renferme
» des vues qui ne ſont point ordinai-
» res ; elle m'a fait vraiment une vive
» ſenſation ; cette thèſe me confirme
» dans la haute idée que j'avois conçue
» de ſon Auteur. Je voudrois avoir plus
» de tems & de vigueur que je n'en

» ai, pour profiter de ſes découvertes
» ſur le pouls, ou au moins pour les
» vérifier ».

Les eſſais de M. Balme ſur la nouvelle doctrine du pouls, peuvent parfaitement ſuppléer à ceux qu'auroient pu faire MM. Fizes & Sauvages : ſi nous nous ſommes étendus ſur les détails qu'il donne, c'eſt parce qu'ils peuvent inſpirer du courage à ceux qui en manqueroient, & parce qu'ils renferment beaucoup de maximes utiles. Nous nous contenterons d'exhorter le Lecteur à bien réfléchir ſur toutes ces maximes, & d'aſſurer M. Balme de l'approbation de tous les gens de bien.

Le jugement que M. Fizes portoit de l'Auteur des Recherches, peut me permettre une petite digreſſion au ſujet de ce même Auteur. M. Fizes & M. de Sauvages, & tous les autres Profeſſeurs l'ont connu il y a environ trente ans, & l'ont compté au nombre de leurs Diſciples : quoique fort jeune alors, il fut chargé par le corps des Etudians de faire des leçons publiques d'anatomie ; il s'acquitta de cette miſſion avec autant de gloire que de ſuccès : il prit ſes degrés avec des applaudiſſemens ſi rares, que les Profeſſeurs crurent le devoir

exempter de quelques actes; ils écri-
virent, ainfi que les Etudians, à M. fon
père, Médecin cé'èbre dans la Pro-
vince du Béarn, fa petrie, où il eft auffi
du Corps de la Nobleffe. Nous l'avons
vu, cette année 1771, cet heureux père
octogénaire, venir cueillir à Paris le
fruit de fes longs & utiles travaux : il
a eu l'honneur d'être préfenté au Roi,
qui a été fatisfait de fes réponfes, &
qui lui a donné une marque éclatante
de fa juftice, en lui faifant expédier
un brevet de Confeiller d'Etat ; titre
non moins honorable que flatteur pour
la Médecine, & fur-tout pour le refpec-
table vieillard auquel il a été donné.

Nº. X L.

*JUGEMENT de M. DUCHEMIN DE
L'ÉTANG, Docteur de la Faculté de
Montpellier.*

LA nouvelle doctrine des pouls, tant
critiques qu'organiques, eft d'une trop
grande conféquence en Médecine, pour
que tous les Médecins qui aiment leur

art, ne mettent pas tout en œuvre, pour vérifier les faits fur lefquels elle eft fondée, & fait part au public du réfultat de leurs expériences. Mon témoignage doit être d'autant moins fufpeƈt, que ceux qui me connoiffent, favent affez que je ne fuis rien moins que crédule, & que j'ai été moi-même un des plus zélés frondeurs de l'art fphigmique... Les détails fuivans apprendront aux Etudians en Médecine que la longueur du tems & les difficultés qu'ils éprouveront dans le commencement, ne doivent point les rebuter, & comment ils parviendront à acquérir une connoiffance qui eft d'une fi grande utilité dans la pratique, que je ne crois pas qu'on puiffe jamais l'acheter trop cher.

Dès ma première année d'étude en Médecine, je m'attachai beaucoup à la recherche du pouls, dans l'Hôpital de Bicêtre, où je fuivois exaƈtement les maladies qu'on y traitoit. Mais certaines raifons m'ayant dégoûté de cet exercice, j'allois y renoncer tout de bon, lorfque le livre des Recherches de M. de Bordeu, me tomba entre les mains. Je n'en eus pas plutôt fait la leƈture que je retournai à l'Hôpital, pour voir fi je ferois plus adroit ; mais non : comme je n'avois pas affez d'u-fage & d'exercice, ou plutôt comme je manquois d'un Maître qui m'ex-pliquât les préceptes, & me mît en même tems l'exemple fous les doigts, je ne pus jamais venir à bout d'en dé-couvrir un feul.

C'eft à partir de ce moment-là que je commençai à foupçonner qu'il pou-voit bien y avoir un peu d'enthou-fiafme & d'imagination dans toute cette affaire : cependant avant de porter un jugement définitif, fur un point de cette importance, je crus qu'il ne feroit pas hors de propos de prendre l'avis de quelques Médecins habiles & expé-rimentés. J'eus donc recours à deux ou trois des plus anciens, & qui jouif-foient d'une affez grande réputation dans la capitale, pour favoir à quoi je devois m'en tenir, fur la nouvelle Doctrine des pouls. Ces MM. ne biai-fèrent point ; ils me dirent pofitive-ment que tout ce qu'on débitoit depuis peu là-deffus, fi on en exceptoit cepen-dant les notions générales, qui appre-noient à juger du degré plus ou moins fort de la fièvre, étoit une pure char-latanerie.

On penfe bien que, d'après de telles autorités, & les tentatives inutiles que je venois de faire moi-même, je me tins la chofe pour dite. Mais toujours avide d'acquérir des connoiffances utiles, après avoir achevé mes études & pris mes infcriptions à Paris, je me déterminai à aller à Montpellier, pour y prendre mes degrés.

Il n'y avoit pas fix mois que j'y étois, lorfque j'entendis parler des pronoftics étonnans que M. Fouquet, Docteur de cette Faculté, faifoit, d'après le pouls. On me dit tant de chofes là-deffus, & tant de bien de ce Médecin, que, dans ce moment même, je defirai paffionnément de le connoître ; l'occafion ne tarda pas à s'en préfenter... Je fis plufieurs objections auxquelles M. Fouquet répondit avec toute la complaifance & la modération poffibles.

M'étant affuré dans le cours de cette converfation, que ce célèbre Médecin avoit autant de candeur, de probité & de lumières qu'on me l'avoit dit, j'acceptai avec reconnoiffance l'offre qu'il me fit de venir tous les jours me donner des leçons en particulier fur les malades de l'Hôpital de S. Eloi.

Mon favant Maître m'expliqua d'abord fuccinctement les caractères des pouls organiques ; il m'en traça même la figure fur une carte avec un crayon ; & après m'avoir montré comment il falloit pofer ma main & arranger mes doigts, il me fit approcher du lit des malades pour tâter leur pouls. J'avoue que je fus long-tems fans pouvoir découvrir aucun des caractères que cet habile Obfervateur me décrivoit. Mais frappé de la juftelle de fes diagnoftics fondés fur la fimple exploration du pouls, j'étois très-indécis.... Cependant je me trompois beaucoup moins fouvent fur les pouls capital & inteftinal.

En revenant de Montpellier à Paris, & paffant à Autun, il fe rencontra d'aventure dans la maifon où j'étois logé, une fille cacochyme, qui fe difoit un peu plus indifpofée que de coutume. Je m'approchai pour lui tâter le pouls, comme fi j'euffe voulu badiner & m'amufer. Mais quelle fut ma furprife de fentir très-diftinctement le pouls capital ! Je ne balançai point à dire à cette fille qu'elle devoit avoir mal à la tête ; & fur ce qu'elle me dit qu'à la vérité elle fouffroit beaucoup de cette partie, mais d'un côté feulement, je lui tâtai le pouls de l'un & de l'autre bras ; je découvris facilement le côté affecté, ce qui furprit beaucoup les Affiftans & un Médecin de la ville, qui vint ce jour-là dans la même maifon.

Je ne fus pas plutôt de retour à Paris que j'étudiai avec ardeur la doctrine du pouls dans l'Effai de M. Fouquet, & dans les Recherches, & que je me mis, tout de bon, à tâter des pouls à l'Hôpital de la Charité : mes doigts s'aiguifèrent fi bien, & mes idées fe développèrent au point que je fis plufieurs pronoftics de fuite, tant fur les pouls organiques que fur les critiques.

Plufieurs de mes Confrères qui avoient été préfens, & qui fuivoient, comme moi, réguliérement la vifite du Médecin de cet Hôpital, en furent frappés, & me demandèrent mon fecret. J'appris à quelques-uns d'entre eux à diftinguer très-bien plufieurs fortes de pouls, tel, par exemple, que celui de l'hémorragie par le nez, & le pectoral, qui fe rencontroient le plus fouvent, ainfi que l'inteftinal. Ces petits fuccès mirent une telle émulation parmi une trentaine de jeunes gens, tant Médecins de diverfes

Facultés qu'Etudians en Médecine & Elèves en Chirurgie, qu'on abandonnoit presque le Médecin qui faisoit la visite, pour se répandre dans les salles, & tâter des pouls à loisir...

Parmi plusieurs de mes observations, je ne citerai que les plus frappantes; je les ai faites sous les yeux des personnes de l'art, qui suivoient alors la visite du Médecin.

La première observation regarde un Laquais, qui fut tourmenté pendant plusieurs jours d'un dévoiement très-bien marqué par tous les caractères du pouls de cette évacuation, mais surtout par des intermittences fréquentes & sensibles : aussi, de tous ceux qui suivoient la visite, n'y en eut-il pas un qui ne lui tâtât le pouls, & qui ne le trouvât tel qu'il est décrit par les Docteurs Solano & Bordeu. Non-seulement je lui avois prédit ce dévoiement, mais je l'assurai même, au bout de quelques jours, qu'il ne tarderoit pas à en être délivré, parce que je m'apperçus que les intermittences commençoient à s'éloigner, & à devenir plus rares. En effet, trois ou quatre jours après, il sortit de l'Hôpital.

Je fis la seconde observation sur un

garçon Sellier... Je lui avois annoncé la veille une fueur critique, qui parut en effet pendant la nuit fuivante, ce que lui & fes voifins m'apprirent le lendemain.

La troifième obfervation fut faite fur un garçon Paveur.... Je lui avois trouvé le pouls fupérieur très-rebondiffant : ce pouls m'ayant paru bien défigné fur le poignet droit, je ne laiffai pas, felon ma coutume, de lui tâter celui de l'autre bras : trouvant celui-ci moins rebondiffant, je dis au malade, non-feulement qu'il faignero t du nez, mais même que ce feroit de la narine droite... Tout arriva comme je l'avois prédit ; ce qui convainquit les plus incrédules...

* Nous fommes obligés, pour éviter les longueurs, d'omettre les détails de quatre autres obfervations que M. Du-chemin rapporte, & les circonftances qui les rendent fur-tout intéreffantes. Qu'il nous fuffife de dire que la pre-mière regarde une crife annoncée par le pouls des crachats ; la feconde un faignement de nez critique, qui fut prédit, & arriva tout comme celui qui vient d'être rapporté : la troifième ob-

fervation offre un exemple du pouls de la fueur, combiné avec l'inteftinal : les chofes s'y paffèrent ainfi que l'Obfervateur les avoit prédites.

La dernière obfervation exige néceffairement un peu plus d'étendue : elle roule fur un homme attaqué, depuis quelque tems, d'une hémorragie confidérable, qui lui étoit furvenue à la fuite d'une longue maladie ; on avoit même été obligé, pour en arrêter les progrès, de lui tamponner les narines avec des bourdonnets : cet homme continuoit à perdre fon fang ; il s'affoibliffoit à vue d'œil, & l'on n'en attendoit prefque plus rien.

Un foir que la pluie me furprit, dit M. de l'Etang, en paffant près de la Charité, j'y entrai pour mettre le tems à profit, en attendant que l'orage fût paffé. Ce malade m'ayant apperçu, il me dit d'un ton mourant, quoiqu'affuré : approchez, Monfieur, examinez-moi bien, & tâtez-moi le pouls ; demain vous ne me trouverez plus ici... Après avoir tâté fort attentivement fon pouls à un bras, je le tâtai à l'autre bras, parce qu'il me fembloit avoir reconnu dans le premier quelque tendance au pouls inférieur. Ayant trouvé ici le pouls inteſtinal très-marqué : ſoyez en repos, lui dis-je, mon camarade ; non-ſeulement vous ne mourrez point cette nuit, & nous aurons encore le plaiſir de vous revoir demain matin, mais vous aurez d'ici à ce tems-là un dévoiement qui ſans doute fera diſparoître votre hémorragie, & vous apportera du ſoulagement. Mon homme m'ayant diſtingué le jour ſuivant au milieu de la foule qui ſuivoit le Médecin : eh ! venez, me dit-il, Monſieur, en me tendant un de ſes bras, tandis qu'il préſentoit l'autre au Médecin ; vous m'avez hier rendu le courage & la vie ; le dévoiement que vous m'aviez annoncé, m'a travaillé toute la nuit, & je me ſens beaucoup mieux ce matin. Le malade conta alors à M. Maloet, qui faiſoit la viſite, tout ce que je lui avois dit la veille, ce que je lui aſſurai moi-même être véritable, en préſence de toute l'aſſemblée, qui trouva qu'en effet ſon pouls avoit paſſé du dicrote à l'inteſtinal.

En voilà, je penſe, aſſez pour réveiller au moins l'attention des jeunes gens.... Quoique je me ſois appliqué à donner à ces obſervations toute l'authenticité qu'on peut raiſonnablement exiger en pareilles circonſtances, je penfe qu'il feroit fage de ne pas prononcer fur cette matière à la légère, & encore moins de la condamner & profcrire, parce qu'elle ne feroit pas encore venue à notre connoiffance ; car, comme dit fort bien Montagne, *il eft ridicule de mefurer la vérité à notre infuffifance ;* c'eft cependant ce qui arrive tous les jours. En effet, nous voyons des gens qui font toujours difpofés à nier tout ce qu'ils ne favent pas, ou ce qu'ils ne peuvent comprendre...

La divifion générale que fait M. de Bordeu, en pouls critique & pouls d'irritation, eft capable de produire le plus grand bien en Médecine... C'eft par le fecours de cette fimple connoiffance, bien aifée à acquérir, que je foutins, pendant plufieurs jours, à quelques-uns de mes Confrères, qu'un malade, qui avoit une fièvre putride, compliquée de malignité, & dans lequel la langue étoit extrêmement noire, & les hyppocondres fort tendus, ne releveroit point de cette maladie, & que, malgré l'émétique qu'on lui donnoit à grande dofe dans prefque toutes fes boiffons, le ventre n'obéiroit point, & refteroit tendu, parce que je lui trouvai jufqu'à la fin le pouls d'irritation bien marqué, tel qu'il est décrit dans l'excellent livre des Recherches de M. de Bordeu, & qu'on sait qu'il n'y a pas d'évacuation critique à attendre, tant que subsiste un pareil pouls. (*Journ. de Méd. Nov. 1768.*)

* Ces détails de M. Duchemin de l'Etang, nous démontrent en lui un homme ardent à s'instruire de sa profession ; un homme rempli de candeur, qui avoue les difficultés & les contradictions qu'il a eues à surmonter ; un homme sage & avisé, qui apporte un examen réfléchi dans une chose encore incertaine, douteuse pour lui ; enfin, un Observateur exact & presque infatigable : son exemple ne peut manquer d'encourager ceux qui auroient quelque goût pour une science à laquelle il donne tant de prix, par la justesse & l'importance de ses observations.

A parler vrai, j'aurois fort desiré que M. Duchemin nous eût fait part des conversations qu'il eut sans doute depuis son retour à Paris avec les trois Docteurs dont il parle. Les auroit-il charitablement instruits ? On me dira qu'on n'instruit guères ceux qui n'aiment point à l'être : j'en conviens. Mais

Mais je puis féliciter M. Duchemin d'avoir eu la même aventure qu'eut Solano avec fon Docteur Pablo. Que de Pablo pourroit-on compter, & combien peu de Solano ! Malgré cela, ne nous laffons pas de faire le bien. Il y a à-peu-près dix ans que fe paffa l'aventure de M. Duchemin ; les chofes font bien changées depuis ce tems.

N°. X L I.

DEUXIEME (*) *JUGEMENT de M. GARDANE, Docteur-Régent de la Faculté de Paris.*

UN jeune Officier fut attaqué, il y a quelque tems, d'une colique violente, accompagnée d'envies de vomir, de rétention d'urine, & d'une conftipation opiniâtre. On crut d'abord qu'il avoit un volvulus.

Appellé pour voir ce malade, avant de l'interroger fur fon état, je tâtai fon pouls qui me parut approcher du

____

(*) Le premier fe trouve dans le deuxième Volume, N°. XIX.

critique simple des urines. Je sentis une grande pulsation, ou plutôt un seul globe pulsant sous le doigt annulaire, qui, se divisant ensuite en plusieurs autres globes sous le médius, alloit infailliblement en décroissant; au point que le dernier des globules, par lequel se terminoit la diastole, venoit se briser contre l'apophyse styloïde du rayon. Cette proportion décroissante étoit telle qu'à chaque battement d'artère, on auroit dit sentir une suite de petites boules, dont la première, qui répondoit à l'index, étoit la plus petite; & celle qui frappoit le doigt annulaire, la plus considérable. Toutes ces boules paroissoient se détacher successivement de la principale, & n'en être qu'une émanation.

Ce pouls singulier me fit porter toute mon attention vers le département des reins & de la vessie. M'appercevant d'ailleurs que le côté droit du bas-ventre étoit mol & sans douleur; que le gauche, au contraire, étoit très-sensible; qu'avec cela le malade ne pouvoit supporter la moindre pression sur la région lombaire du même côté; qu'enfin il avoit un priapisme considérable, je ne balançai plus de placer cette affection dans le rein gauche & dans la veſſie. En conséquence, j'ordonnai des bains domeſtiques; je mis le malade à l'uſage fréquent de la limonade nitrée, & je lui preſcrivis des lavemens émolliens. Tous ces remèdes ſecondèrent ſi bien la nature qu'en peu d'heures cet Officier rendit une quantité prodigieuſe d'urine, & fut entiérement délivré de ſa colique. (*Journ. de Méd. Janv. 1770.*)

Réflexions de l'Éditeur.

LE pouls des urines & celui de l'eſtomac, ſont, à mon avis, très-remarquables dans le ſyſtême des Recherches; ils ſont l'inverſe de celui de la ſueur, qui (lorſque la ſueur eſt critique, bien préparée, bien amenée, & l'effet d'une dernière coction) eſt ordinairement le plus ouvert, le plus large, le plus extérieur de tous les pouls. Le pouls des reins, au contraire, eſt le plus concentré, le plus intérieur.

Voilà donc une diviſion générale du pouls en extérieur, ou ouvert, & en intérieur, ou concentré.

Il ne faut pas d'ailleurs aller chercher le pouls critique de la ſueur dans ces ſortes de fontes ou de débordemens d'eau qui se font à la peau, & qui sont purement symptomatiques : le pouls critique des urines n'a pas non plus lieu dans les flux purement spasmodiques de cette liqueur, &c.

Les Anciens qui furent des Peintres fidèles, qui décrivirent les symptomes des maladies, d'après nature, & non d'après leur imagination, connurent cette sortie, ou ce développement extérieur du pouls, dans les crises extérieures; ils connurent aussi sa dépression dans les crises internes.

Ce n'est point ici le lieu de rendre à ces Maîtres de l'Art les louanges & la justice qu'ils méritent ; on s'acquittera de ce devoir, lorsque, le flambeau des Recherches à la main, on parcourra leurs Ouvrages, pour donner un nouvel appui à la doctrine moderne du pouls. Un des principaux avantages de cette doctrine, est de pouvoir servir à éclaircir des traits épars dans les écrits des Anciens, & sur lesquels les Modernes n'ont pas assez réfléchi.

L'observation de M. Gardane me fournit l'occasion de faire quelques remarques utiles. Ces remarques regardent ce que Boerhaave enseigne sur le pouls dans ses aphorismes ; elles serviront comme de supplément à ce que j'ai déja dit dans mes Réflexions préliminaires : encore me trouvai-je contraint de taire bien des choses, pour raison de la vénération consacrée à la mémoire d'un grand homme. J'aurois desiré que M. Gardane, qui a donné tant de preuves de fermeté sur divers sujets de Médecine, eût voulu examiner à fond ce que nous ne pouvons toucher que d'une main craintive & tremblante.

D'abord Boerhaave appelle fièvre aiguë, *febris acuta*, celle qu'accompagnent la vélocité du pouls, *pulsus velox*, le frissonnement & la chaleur (*a*). On peut même dire que, suivant l'opinion de cet Auteur, la fièvre elle-même n'est que la vélocité du pouls, avec quelques autres accidens, & que cette vélocité étant une fois posée, la fièvre est aiguë : d'où il résulte que toutes les fois que cette fièvre aiguë existe, le pouls a de la vélocité, & réciproquement.

Mais les maladies inflammatoires des reins, sont, suivant Boerhaave, accompagnées de la fièvre aiguë, *febris*

____

(*a*) Aphorism. 564.

acuta (*a*); c'est-à-dire, qu'elles ont pour symptome nécessaire la vélocité du pouls, *pulsus velox*. C'est-là tout ce que Boerhaave dit du pouls, touchant les affections aiguës des reins.

La même fièvre aiguë, *febris acuta*, se retrouve dans l'inflammation des intestins : Boerhaave ajoute seulement qu'elle est aiguë & continue, *febris acuta, continua* (*b*).

Les reins attaqués d'inflammation, ont donc, ainsi que les intestins, un pouls marqué par sa vélocité, *pulsus velox*; la fièvre est aiguë dans les deux maladies, *acuta*; & s'il y a quelque différence, c'est que cette fièvre est aiguë & continue dans la maladie des intestins, *acuta continua*. Voilà aussi tout ce qui regarde le pouls dans les affections vives des entrailles.

Je retrouve, dans l'inflammation de l'estomac, le même pouls, la même fièvre, *febris acuta continua* (*c*); & il n'y a que cela dans Boerhaave sur le pouls de l'estomac.

Le pouls a aussi de la vélocité; la

(*a*) Aphor. 993.
(*b*) Aphor. 962.
(*c*) Aphor. 951.

fièvre eſt de même aiguë dans l'angine inflammatoire : de plus, la fièvre y eſt chaude, *febris acuta calida* (*a*). Il faut ajouter que dans l'angine le pouls eſt admirablement & précipitamment vacillant, *pulſus mirè & citò vacillans* (*b*); ce qui, ſuivant Boerhaave, n'a pas lieu dans le pouls des reins, dans celui des entrailles & de l'eſtomac.

La péripneumonie vraie a le pouls petit, mol & tout-à-fait inégal, *pulſus exilis, mollis, omnimodè inæqualis* (*c*).

Le pouls, ſelon le ſyſtême que j'expoſe, n'eſt donc pas petit, mol & inégal dans les maladies inflammatoires des entrailles : il n'eſt tel que dans la péripneumonie *.

(*a*) *Aphor. 8*o*1.*
(*b*) *Ibid.*
(*c*) *Aphor. 8*2*6.*

* M. de Haen contredit formellement ſon Maître ſur ce qui regarde le pouls de la péripneumonie. Boerhaave le veut mol, & de Haen le veut dur, (*Rat. Med. pars 9*). Au reſte, Boerhaave, en parlant du pouls de la péripneumonie aiguë dans ſa pathologie, dit que le pouls mol trompe ſinguliérement dans cette maladie, (*fallit maximè in peripneumoniâ acutâ*). Mais s'il eſt toujours *mol* dans cette

La fièvre dans l'hépatite, ou inflammation du foie, a quelque chose de singulier (il y a ici plus que du *febris acuta*, plus que du *pulsus velox*); elle y est très-vive, *febris intensissima* (a); & le pouls y est par conséquent très-fréquent.

Dans la frénésie, le pouls est dur, *pulsus durus* (b); ce qui n'a pas lieu dans l'angine, dans l'inflammation du foie, & dans les autres affections de ce genre : mais le pouls dur se rencontre dans la pleurésie, qui est accompagnée de la fièvre aiguë-continue, avec le pouls dur, *febris acuta continua, cum pulsu duro* (c).

La fièvre ardente, *febris ardens*, n'offre rien qui soit digne d'attention, par rapport au pouls. Il est évident que cette fièvre étant aiguë, *acuta*, & que le pouls y ayant de la vélocité,

---

maladie, comment trompe-t-il? Il eût fallu que l'histoire de la péripneumonie expliquât ce qui se trouve dans la pathologie au sujet du pouls.

(a) Aphor. 949.
(b) Aphor. 973.
(c) Aphor. 875.

pulſus velox, elle rentre, par rapport au pouls, dans la claſſe de l'inflammation des entrailles, & de l'inflammation des reins.

Mais Boerhaave ne s'explique pas ſur le pouls de la fièvre ardente, non plus que ſur celui de bien d'autres maladies.

L'augmentation démeſurée de la circulation du ſang, *exceſſus motûs circulatorii*, dont Boerhaave fait un état de maladie particulier (*a*), préſente un pouls prompt & dur, *pulſus celer & durus* (*b*) : ainſi cette maladie tient un peu de la frénéſie *.

(*a*) *Aphor.* 92.
(*b*) *Aphor.* 101.

* On me demandera ſans doute comment cette augmentation de la circulation, qui procède de celle des mouvemens du cœur, *corde ſæpiùs & fortiùs contracto*, ſe diſtingue de la fièvre, laquelle ſe connoît, ſuivant le même Boerhaave, à la viteſſe du pouls (*a*), puiſque l'augmentation de la circulation ne peut ſe concevoir ſans cette viteſſe.

On pourra de même déſirer de ſavoir quelle différence il y a entre l'augmentation de la circulation & l'inflammation. La première occa-

(*a*) *Aphor.* 570.

La fièvre éphémère, ou de courte durée, se connoît en ce que, quand elle a cessé, le pouls reprend bientôt son état d'intégrité parfaite, *puisus mox*

---

sionne ou suppose néceſſairement l'effort augmenté du sang sur ses vaiſseaux, & l'effort des vaiſseaux sur le sang, sa compreſsion, son broiement & celui des vaiſseaux, la chaleur, &c. (*Majorem vim pulsi sanguinis in vaſa excipientia, majorem renixum vaſorum, sanguinis fortem compreſsionem, vaſorum sanguiniſque attritum validum ad se mutuò, partium sanguinis attritum validum in se, calorem majorem, &c. (a).*

L'inflammation n'est autre choſe que l'effet d'un sang croupiſsant dans les plus petits vaiſseaux, d'un sang preſsé & broyé par celui qui coule derrière, & par la fièvre qui augmente son mouvement. (*Sanguinis in minimis canalibus stagnantis preſsio & attritus, à motu reliqui sanguinis moti, & per febrim fortiùs acti (b).*

Comment, dis-je, peut-on distinguer ces maladies d'après de pareilles définitions ? C'est toujours du sang jucundé, brisé, égaré, serré, comprimé : c'est toujours la même idée, le même effet qui revient, & pour la fièvre, & pour l'inflammation, & pour l'augmentation de la circulation, qui n'est que la fièvre elle-même, suivant cette manière vague & incertaine de peindre les maladies....

(*a*) *Aphor.* 100.
(*b*) *Aphor.* 371.

à febris exitu, planè restitutus (a); c'est-à-dire, que la fièvre n'existe plus quand elle a cessé.

Dans la fièvre continue, *febris continua*, le pouls demeure fiévreux tant qu'elle subsiste, ou la fièvre subsiste tant que le pouls reste fiévreux.

Tout cela me paroît aussi évident que peu nécessaire & peu instructif sur le fait du pouls.

Voici un aphorisme qui regarde la fièvre continue putride, *febris continua putrida*. Plus le pouls y est foible, fréquent & inégal dans sa force, désordonné dans ses tems, & intermittent, plus la maladie est dangereuse & mortelle. *Pulsus, quò debilior, frequentior, inæqualior robore, inordinatior tempore, intermittentior, eò morbus pejor, lethalior* (b).

Je trouve dans cet aphorisme la

Dans le vrai, je ne puis comprendre quelle utilité, ou quel avantage on peut retirer de toutes ces distinctions fines & sublimes, si chéries des Médecins méchaniciens, ou soi-disants tels.

(a) *Aphor.* 729.
(b) *Aphor.* 734.

même efpèce de pouls que Boerhaave
a dépeint dans fa pathologie (*a*), &
dont j'ai parlé dans mes Réflexions préliminaires. Ici, ce pouls paroît reftreint
à la fièvre putride ; dans la pathologie,
il eft bien autrement généralifé.

Mais enfin de quel ufage peuvent
donc être toutes ces remarques fur le
pouls ? N'eft-il pas évident, au fujet
de l'inflammation des reins, de celle
des inteftins & de l'eftomac, que les
caractères que Boerhaave donne au
pouls, font les mêmes que ceux qu'il
a affignés, comme propres & néceffaires
à la fièvre aiguë ? Il ne fait que répéter
la même chofe en deux façons : fon
fens fe réduit à dire que l'inflammation des reins, celle de l'eftomac, &
autres, font accompagnées de la fièvre ;
ce qui n'apprend rien ni fur la nature
de cette affection, ni fur les rithmes
particuliers du pouls. Cependant l'hiftoire du pouls doit rapporter fes différences dans les diverfes maladies, &
de ces différences qu'on ne puiffe pas
confondre.

Que fert-il de favoir que les ma-

____

(*a*) *Inftitut. de pulfu ut figno.*

ladies vives & aiguës des reins, de l'estomac, &c. amènent la fièvre ? Qui peut douter d'une telle vérité ? Mais le pouls qui, dans ces maladies, est constamment plus ou moins fiévreux, ou plus ou moins fréquent, a-t-il toujours le même rithme dans tout le cours de ces maladies, pendant l'irritation, pendant la coction, pendant l'évacuation ? Voilà ce que l'histoire du pouls doit apprendre, & ce à quoi Boerhaave n'a pas pensé.

Je me trompe : il y a pensé, mais d'une manière qui le rend moins excusable. En effet, il annonce dans sa pathologie *qu'il faut bien observer le pouls, parce qu'il indique les mouvemens de la matière morbifique, parce qu'il marque les tems & les momens où on doit la mouvoir, où elle se meut, où elle est prête à l'excrétion, ou l'excrétion est déja commencée ; d'où résulte clairement, & d'une manière sûre & brillante (egregiè), la connoissance du moment auquel le Médecin doit agir* (a).

Boerhaave a-t-il dépeint, dans les diverses maladies, ces différentes modifications du pouls, qui, comme il

---

(a) *Institut. de pulsu ut signo.*

l'avoue, annoncent leurs révolutions critiques ? Non.

Un de ſes Diſciples, M. de Haen, m'apprend que ſon Maître n'expoſe pas toujours dans ſes Ouvrages ſes vraies opinions; c'eſt ce que j'ai déja rapporté dans mes Réflexions préliminaires.

M. de Haen va plus loin ; il prépare vraiſemblablement des commentaires ſur les Ouvrages de Boerhaave : en attendant, il nous ôte la confiance que nous pourrions avoir dans ceux qui ont déja été faits. *Eſt fatendum,* dit-il, *per totum hoc Inſtitutionum Boerhaaviana-rum opus,* (Inſtit. Boerh. ab Ill. Hallero edit.), *defectuoſiores notas, tam ad pa-thologica, quàm ad phyſiologica, adjectas eſſe... Novit Ill.* (Hallerus) : *novi ego, quàm defectuoſi ac mendoſi ſint plerumque ejuſmodi pugillares* *.

Il ne nous reſte donc d'autre reſ-

---

* De Haen, pars 12. Rat. med. cap. IV...: *pugillares,* ce ſont des eſpèces de tablettes où l'on fait des notes. M. de Haen ſuſpecte celles de ſes Condiſciples, mais non les ſiennes. *In meo exemplari.... quod ex ore dictitantis Boerhaavii, conſcripſi, per quatuor diverſos Inſ-titutionum curſus, hæc* (ce que Haller a dit) *non invenio.*

fource que celle d'attendre que M. de Haen nous éclaire fur ce que Boerhaave a dit du pouls.

M. de Haen eft au moins auſſi sûr de ſes propres Journaux dans leſquels il a conſigné cinq cens obſervations.... (*Quingentorum & ultrà ægrorum,* DIARIIS, *exactè omnia.... notantibus* (*a*) : on n'oſeroit ſans doute pas dire de ces Journaux, *quàm defectuoſi ac mendoſi ſint ;* cela s'entend.

Pour nous qui, n'étant point de l'Ecole de Boerhaave, ne ſaurions prendre part à toutes les querelles nées dans ſon ſein, que pouvons-nous faire de mieux, que nous en rapporter à M. de Haen, qui parle d'un ton ſi aſſuré ?

(*a*) *Id. Ibid.* cap. 117.

Nº. XLII.

JUGEMENT de M. COULAS, Docteur en Médecine de la Faculté de Mont-pellier.

* MONSIEUR COULAS, encore jeune, & exerçant la Médecine à Montpellier, fa patrie, y mourut l'année dernière 1770. Il a laiffé une réputation déja formée dans un âge où l'on eft à peine connu : il s'étoit fur-tout diftingué par fon attachement à la nouvelle doctrine du pouls.

Entiérement convaincu de la vérité de toutes les obfervations, qu'on peut appeller préliminaires, fur le pouls, c'eft-à-dire, de celles qui démontrent la réalité, & l'exiftence des divers rithmes propres à chaque efpèce d'éva-cuation, & à l'action de chaque organe, M. Coulas s'occupoit principalement à débrouiller les pouls compofés & com-pliqués, dans les maladies nerveufes, les mieux décidées telles, où le pouls eft le plus difficile à faifir.

Entr'autres maladies de cette efpèce,

il parle de celle d'une fille, âgée de 22 ans, atteinte de convulsions affreuses, qui lui étoient survenues à la suite d'une espèce de gale à la tête, ou de teigne rentrée. Il fit ses diverses remarques sur cette maladie extraordinaire, devant des témoins irréprochables, tels que « M. *Camuti*, l'un des Médecins » de la Chambre de son Altesse Royale » l'Infant Duc de Parme ; M. *Moli-* » *nelli*, fils du célèbre Médecin de ce » nom, exerçant à Bologne ; M. *Fabre*, » Médecin de Cadix ; & M. *de Mainve*, » Médecin à Châlons-sur-Sône ».

C'est devant ces témoins instruits ; c'est de concert avec eux que M. *Coulas* faisoit ses observations : ce n'étoit point en Maître qui en impose à des Etudians ; ce n'étoit point avec le ton d'un Professeur qui veut entraîner les suffrages par son autorité ; ce n'étoit point en homme qui veut faire du bruit, & se faire suivre par une cohorte de jeunes gens choisis & soumis à ses ordres, que M. Coulas se conduisoit : il mettoit dans sa manière d'observer, la prudence, la sagesse & le respect pour les opinions de ses Confrères, requis en pareil cas ; tout autre procédé eût fait fufpecter fes vues. La démangeaifon d'inftruire les autres, lorfqu'elle eft portée à un certain point, dégénère en fanatifme, auquel ne font point fujets les grands hommes, que ne ceffe de fournir la Faculté de Montpellier, depuis tant de fiècles. L'Art d'enfeigner la Médecine eft trop ancien, trop connu, dans cette ville, pour qu'on y tolérât les *algarades* de ces Docteurs paffionnément favans, & uniquement amoureux d'une grande réputation, contre lefquels nous devons nous tenir en garde, comme j'aurai encore lieu de le remarquer dans la fuite.

La malade de M. Coulas, qui étoit auffi vive qu'ont coutume de l'être les filles de Montpellier, parut jouir d'une affez bonne fanté, pendant deux mois, après la difparition de fa teigne, qui fe fit fubitement & fans caufe apparente. Mais enfin les règles fe dérangèrent : à ce dérangement fe joignirent la perte de l'appétit, un flux abondant d'urines crues, la proftration des forces, un grand fonds d'agitation de l'ame, & une douleur vive à la mamelle gauche, avec enflure de cette partie, mais sans dureté, & sans aucun changement de la couleur de la peau.

Cette douleur à la mamelle, jointe aux autres symptomes purement nerveux, faisoit ressouvenir M. Coulas de la décision d'Hippocrate, au sujet de ces femmes, dont le gonflement aux mamelles annonce le mauvais état de la tête. L'état déplorable de la malade faisoit songer à des remèdes qu'on n'auroit même osé tenter dans une femme, dont le genre nerveux eût été moins affecté. On craignoit la manie; & cependant la saignée paroissoit d'ailleurs contre-indiquée. On se détermina pour l'usage des bains, & des bains froids plutôt que des chauds & tièdes, à cause de l'ardeur extrême que ressentoit la malade, & parce qu'on avoit éprouvé que le degré de chaleur favorable aux maladies ordinaires, faisoit une vive impression sur la tête de celle-ci, qui ne pouvoit supporter, même en santé, les pédiluves chauds ou tièdes.

Dès l'usage du premier bain froid, & ensuite pendant chacun des cinq ou six suivans, on vit une érysipèle couvrir la mamelle douloureuse. Les Assistans, accoutumés à l'odeur que répandoit la tête de la malade, lorsque sa teigne existoit encore, reconnurent la même odeur qui empuantissoit la chambre pendant le bain; preuve que la maladie venoit de cette humeur répercutée, & que les bains froids, qui auroient pu la faire rentrer dans tout autre sujet, la portoient dans celui-ci au dehors. Cependant la toux, un crachotement continuel, & des cardialgies fréquentes, obligèrent de suspendre les bains, & de se borner à l'usage des boissons délayantes, établi dès le commencement.

Cette interruption des bains n'empêcha pas l'érysipèle de paroître; mais ce ne fut plus à la mamelle, ce fut à la région épigastrique qu'elle se montra. Elle disparut bientôt, & sa disparition fut suivie d'un accès d'épilepsie des mieux marqués. On usa, pendant l'accès, de l'application de linges trempés dans de l'eau froide sur l'épigastre; ils y rappellèrent la rougeur; & l'accès épileptique cessa.

Il étoit démontré par plusieurs épreuves, que la froideur de l'eau portoit l'humeur au dehors. On eut recours au bain ; l'éryfipèle revint fur la mamelle, & fur le ventre, qui fe tendit & fe gonfla. La malade fe plaignit d'une ardeur infupportable aux parties de la génération, intérieurement : la caufe étoit le flot de la matière, qui fe portoit d'une partie à l'autre ; on s'occupa à fuivre fa marche, à étudier la nature, pour connoître l'endroit par lequel il falloit favorifer fa fortie. On eut recours au pouls, qui jufqu'ici avoit été trop agité, trop convulfif, trop confus, pour qu'on pût reconnoître, par fon moyen, l'organe déterminé vers lequel l'humeur vouloit fe porter.

Le pouls s'expliqua enfin ; il étoit *inteftinal, fans intermittences ; fon inégalité étoit telle qu'on y découvroit un retréciffement confidérable de l'extrémité digitale de l'artère ;* il y avoit auffi *de l'inégalité du pouls de la matrice, quelques efpèces de rebondiffemens, & de plus des efpèces de petits flots, qui fembloient courir dans la cavité de l'artère.* Le tems des règles étoit encore éloigné : cependant on crut devoir fuivre l'intention de la nature, & employer le remède dont la malade s'étoit bien trouvée, lors du retard des règles, en bonne santé. Les diverses épreuves, faites en ces occasions, avoient appris que, dans cette fille, les pédiluves froids étoient plus favorables, pour porter du relâchement, que les chauds. Leur usage diminua la tention du ventre ; mais au lieu de provoquer les règles cette fois, il fut suivi d'une révolution particulière dans le pouls, qui devint *supérieur, décidé* ; il se mit à *rebondir, avec une élévation marquée de la portion digitale de l'artère, dans l'intérieur de laquelle rouloient ou fourmilloient de petits flots, des espèces de globules.*

M. Coulas annonça une hémorragie du nez ; il dit que la chose pressoit ; que tout d'un coup le pouls, qui *portoit en bas*, avoit changé de détermination, & *portoit en haut d'une manière très-marquée.* Ayant de plus observé que le pouls *nazal* étoit plus exprimé au bras gauche qu'au droit, il assura que la malade saigneroit de la narine gauche : il pensoit à rappeller le sang vers les parties inférieures : il songeoit à la saignée du pied, & au bain des parties inférieures ; mais il hésitoit, ayant à contrarier si évidemment la nature : elle décida la question ; l'hémorragie de la

narine parut, & bientôt après une attaque d'épilepſie la ſuivit.

Quel parti prendre après l'attaque
qui fut violente, & qui déconcerta
toutes les fonctions, qui fit rentrer le
pouls dans ſon état habituel *d'irritation, d'incertitude, d'acriſie ?* L'Obſervateur crut ·devoir appeller un de ſes
Confrères. On donna la préférence·à
M. Fouquet, comme étant plus habitué à s'occuper du pouls, qui avoit
été pris pour la bouſſole de la maladie,
& avoit été ſuivi juſqu'ici, d'après les
explications & les deſcriptions qu'en
avoit donné M. Fouquet lui - même.
Ce Médecin craignit que l'épilepſie ne
devînt habituelle & déſeſpérée; il diſ-
cuta avec M. Coulas les avantages &
les déſavantages de la ſaignée, des
purgatifs & des autres remèdes; il eut
égard à l'idioſyncraſie de la malade,
qui rendoit, pour elle, les bains tièdes
ſi funeſtes, & les froids ſi ſinguliérement favorables : il remarqua ſur-tout
que, s'il étoit vrai que les bains froids
avoient coutume de porter le ſang vers
la matrice, il n'étoit pas moins à craindre (ſuivant les notions ordinaires qu'on
a ſur cette matière) que ces bains ne
fuſſent, comme les pédiluves froids,

ſuivis de quelque attaque. On héſita, on demeura dans l'incertitude pendant quelque tems.

Enfin voici ce qui fut arrêté entre ces deux connoiſſeurs du pouls. Voyant qu'il redevenoit *portant à la matrice*, ils ne purent s'empêcher de ſe livrer entiérement aux vues de la nature : nous verrons, diſoient-ils, ce que le pouls exprimera lorſque nous baignerons la malade qui a beſoin de ſecours, puiſqu'elle continue de ſouffrir beaucoup de ce feu qui a gagné le vagin & la matrice, puiſque les boiſſons intérieures ſont ſans effet : baignons - la comme elle aime à être baignée : ſi, lorſqu'elle ſera dans l'eau, le pouls demeure inférieur, on s'en tiendra-là ; ſi au contraire il devient ſupérieur, comme lors du pédiluve, on la retirera du bain.

Ce parti ayant été pris, on plongea la malade dans l'eau froide ; on la mit dans un lieu obſcur & privé de toute lumière, qui auroit pu déranger un genre nerveux ſi facile à émouvoir, ſi ſinguliérement diſpoſé. On garda un profond ſilence, conformément aux ſages avis des Anciens, qui avoient calculé les effets des impreſſions de la

lumière

lumière & du bruit, fur des malades menacés de frénéfie, ou de quelque autre affection de ce genre.

M. Coulas fe met en pofition de tâter le pouls, pendant que la malade entre dans le bain : elle fe tint d'abord droite, baignant feulement fes jambes. Le pouls eft alors *irrité, faifi, retréci* ; ce premier effet n'étonna pas l'Obfer- vateur : cependant il y a un peu du pouls *capital ; l'artère eft faillante & for- tante en dehors, à l'extrémité digitale ;* mais cette *faillie* diminue, & la ma- lade dit qu'elle a moins de mal à la tête : l'artère *fe développe dans toute fa longueur ;* M. Coulas demande s'il y a encore du mal à la tête ; la malade ré- pond que non. On la fait affeoir dans l'eau : le caractère *fupérieur & capital,* ne reparoît point ; au contraire le pouls devient *inteftinal, inégal & retréci fen- fiblement vers l'extrémité digitale.* A ce figne, M. Coulas s'informe de l'état du ventre ; la malade répond qu'il s'étend & fe gonfle, & que la tête eft tout-à- fait dégagée. Bientôt après, le pouls devient *roide ; fes battemens fe font avec fougue ;* il paroît une éryfipèle fur tout l'hypogaftre ; M. Coulas annonce les règles, & qu'il n'y aura point d'attaque d'épilepfie : il eft confirmé dans fon jugement par le *fourmillement utérin* qu'il fent dans le pouls ; ce *fourmille-ment* fe fait fentir à chaque pulfation : vous avez vos règles, dit M. Coulas à la malade ; elle répond que cela eft vrai.

Le pouls fe dérange encore, ou plutôt il fe complique ; il prend les irrégularités & les *inégalités de l'inteftinal*, fans perdre le rithme utérin. L'Obfervateur annonce le dévoiement : la malade va à la garde-robe dans fon bain, & en manière de fonte. Le pouls utérin reprend le deffus avec force ; il furvient une évacuation confidérable de fang, annoncée : on craignit qu'il ne s'enfuivît une perte ; on tira la malade du bain ; fes règles s'arrêtent, & l'éry-fipèle de l'hypogaftre difparut ; le juge-ment ne fut pas complet.

Le lendemain, mêmes raifons s'of-frent pour l'emploi du bain froid ; on eft encouragé par l'effet du précédent : tout s'y paffe du côté du pouls, & du côté de l'apparition des règles, comme dans le premier bain. Mais la malade, qui a les règles dans le bain, tombe dans le filence ; elle ne répond pas lorfqu'on l'appelle ; elle eft dans un affoupiffement qui alarme : on la réveille ; elle ſe rendort ; elle ſe plaint au bout de quelque tems d'un beſoin preſſant de prendre nourriture ; & toujours l'écoulement menſtruel, décelé par le pouls, autant que par la teinte rouge que prend l'eau du bain, va ſon train. Elle ſort enfin du bain.

Bientôt après, le viſage ſe couvre d'une éryſipèle, non ſans que le pouls prît le caractère *ſupérieur* & *capital*. On crut pouvoir encore faire prendre le bain ; & à la grande ſurpriſe des Obſervateurs, l'éryſipèle deſcend, comme à vue d'œil, ſur toute l'étendue de la poitrine ; elle quitte le viſage, & le pouls devient *pectoral bien marqué, large, mollet, élevé du côté de la portion cubitale de l'artère.* On aura peine à le croire ; le fait eſt pourtant vrai : l'éryſipèle deſcend de la poitrine ſur le ventre, comme une flamme qui paſſe d'un lieu à un autre ; le pouls ſuit & indique cette marche ; le voilà *inférieur*, & toujours la marche eſt dans le bain ; peu-à-peu il redevient utérin ; & les règles qu'on annonce & qu'on voit, pour ainſi dire, deſcendre de la face juſqu'aux parties de la génération (s'il eft permis de juger ainfi la marche du fang), coulent abondamment.

Il arriva dans le cours de ce traitement, qui dura plufieurs jours, qu'on s'apperçut que l'eau, échauffée à un certain point par la chaleur de la malade, lui devenoit préjudiciable : le pouls dans ce cas perdoit fon *rithme utérin*, & devenoit capital ; on ne le fixoit, on ne le déterminoit inférieur, on n'affuroit les règles qu'en renouvellant l'eau du bain, même dans le tems que la malade y étoit plongée.

Ici finit l'obfervation de M. Coulas, qui n'a prétendu faire que l'hiftoire d'un mouvement des règles extraordinaire, celle du pouls dans un tems fingulier, d'une maladie devenue chronique : il fe propofoit de donner la fuite dans un Ouvrage qu'il méditoit. « Ce » que je rapporte, dit-il, paroîtra fans » doute extraordinaire : il y a lieu de » craindre qu'on ne refufe à mon rap- » port la croyance que je me flatte » pourtant de mériter : j'affure ce fait » avec toute la bonne-foi dont un hon- » nête Médecin eft capable : je n'an- » nonce rien qui ne foit conforme en » tout point à la plus exacte vérité ».

M. Coulas en appelle enfuite au témoignage des Médecins, nommés ci-
deffus, qui étoient préfens.

J'ai cru devoir recueillir cette obfervation importante, qui fait époque dans
l'hiftoire du pouls : les Obfervateurs
curieux, qui apprendront un pareil fait,
pourront effayer de le vérifier. Si quelqu'un fufpectoit le traitement, il doit
faire attention qu'il a été amené par
une fuite de circonftances qui ne fe
rencontrent que difficilement, & qu'il
fervira de point de partance, ou de
règle, pour des Médecins qui pourroient fe trouver embarraffés au fujet
des règles, dans des femmes éminemment nerveufes, & dont la tête fe reffent de l'effet d'un levain qui fait fura-
bonder la fenfibilité naturelle. Mais les
mouvemens critiques, apperçus, faifis,
fi bien débrouillés par le tact du pouls,
rendent fur-tout l'obfervation de M.
Coulas précieufe : elle offre de ces complications, dont l'Auteur des *Recherches* a le premier fenti l'exiftence & la
fingularité, & qu'il a effayé de dénouer.
Si l'on dit que ces cas rares ne peuvent pas être d'une grande utilité, on
répond que de pareilles allures du pouls
fe rencontrent dans les maladies les

plus ordinaires ; que les divers rithmes font autant de modifications qu'il prend, comme un infecte, fi je l'ofe dire, remue fes diverfes pattes : la nature pourfuit la matière de la maladie alternativement dans chaque organe, & à coups redoublés, en employant des intervalles plus ou moins longs ; elle fe retourne fuivant le befoin le plus preffant ; ces tours & détours font expliqués par le pouls, & peut-être par les urines, & par d'autres fignes.

Appliquez-vous donc à entendre la nature, & à l'écouter, à la prendre fur le fait ; occupez-vous de la guérifon de vos malades ; c'eft votre objet principal. Apprenez comment la nature fe conduit, & par quelles voies elle marche ; jufqu'où elle a befoin que vous l'aidiez ; en combien de cas elle rejette vos fecours ; combien de fois vous caufez l'épouvante & l'alarme, tandis qu'elle opère bien, & va droit à la fanté par des moyens qui vous femblent devoir amener la mort. Si vous n'êtes point frappé de ce degré de fenfibilité induftrieufe que le génie feul enfante ; fi vous n'êtes un amant tendre, curieux, & même jaloux de la nature, faites faigner vos malades lorfqu'ils ont chaud,

& n'oubliez pas de leur faire boire plufieurs pintes d'eau par jour : purgez-les
toutes les fois que vous pourrez leur
perfuader qu'ils ont befoin d'être net-
toyés ou récurés, comme des chau-
drons, & qu'ils ont un amas énorme
de pourriture ; purgez-les, dis-je, au
moins *alternis diebus*, ou même réglé-
ment tous les jours : pourquoi non ?

Enfin, lorfqu'ils feront guéris, ils
penferont à vous témoigner leur reconnoiffance ; & lorfqu'ils feront morts,
d'autres vous la témoigneront pour
eux : enfuite vous ferez des hiftoires
de ceux que vous avez faignés & purgés tant de fois, & qui font guéris,
& de ceux que vous avez faignés &
purgés tant de fois, & qui font morts.
Serez-vous Médecin ! de bonne-foi y
verrez-vous bien clair ! ne vous direz-
vous pas quelquefois à vous-même :
comment ! M. Coulas voyoit tant de
chofes au pouls, & moi je n'y vois
rien.

Nº. XLIII.

JUGEMENT de M. DESBREST, Docteur de Montpellier, & Médecin à Cusset.

JE vois avec un vrai plaisir que plusieurs Médecins s'attachent à la doctrine du pouls : le Journal de Médecine, dépôt précieux des progrès de l'Art, commence à retentir des nouvelles découvertes que l'on fait en ce genre, & qui nous en font espérer encore de plus grandes. L'Art de guérir acquerra, par l'usage de cette doctrine, le degré de perfection dont il est susceptible, & par-là deviendra aussi utile qu'il a été funeste, lorsqu'il a été exercé par certaines gens....

Si nous ne pouvons pas nous flatter de voir cesser les abus dont nous nous plaignons, qu'il nous soit permis d'espérer que la doctrine du pouls sera l'époque d'une révolution heureuse dans la Médecine.... Je me garderai bien de dire que je distingue toutes les nuances qui caractérisent les différens pouls critiques... Mais ce que je puis dire, ce que j'ose même dire hardiment, c'est que depuis que je connois l'Ouvrage des Recherches sur le Pouls, & les autres Ouvrages de ce genre, j'ai été plus réservé dans l'application des remèdes, sur-tout de ceux qui produisent de grands effets, qui occasionnent des effets très-sensibles dans les maladies, de ceux enfin qui décident souvent de la vie des hommes. Les saignées & les purgations qui s'opposent si puissamment aux efforts critiques de la nature, doivent particuliérement être comptées dans ce nombre...

La doctrine du pouls traverse les systêmes qui n'ont pas l'expérience & l'observation pour fondemens : elle demande une étude particulière, & une application constante à un nouveau genre d'observations difficiles à saisir, & qui rebutent par la difficulté qu'elles présentent....

Je crois qu'avec un peu d'attention, on peut parvenir à connoître les pouls critiques simples. Quant aux pouls composés, la chose est plus difficile ; & la difficulté augmente, lorsqu'ils sont compliqués : cependant, en supposant qu'on ne puisse parvenir à ce degré de con-

noiſſance qui caractériſe les obſervations de l'Auteur des *Recherches*, il
n'eſt pas moins vrai que cette étude
doit être d'un grand ſecours dans la
pratique de la Médecine… J'ai ſouvent
annoncé des ſaignemens de nez, qui
ont répondu à ma prédiction : je crois
pourtant qu'il eſt poſſible qu'un autre
Obſervateur ne trouve pas dans le pouls,
qui annonce le ſaignement de nez, les
marques auxquelles je l'ai reconnu,
mais qu'il ſe forme une autre idée de
ce pouls, & qu'il le reconnoiſſe aux
ſignes qui lui ſervent à le déſigner lui-
même. Les hommes ont ſouvent une
façon de ſentir différente les uns des
autres : nous avons mille exemples de
cette vérité ; mais qu'importe au reſte
que l'impreſſion que fait ſur mon doigt
le pouls rebondiſſant nazal, ſoit différente de celle qu'il fait ſur le doigt de
M. de Bordeu, pourvu que nous con-
noiſſions l'un & l'autre ce pouls aux
ſignes qui nous ſervent à le diſtinguer,
& à l'idée que nous nous en formons…
Chaque Obſervateur peut, en ſon particulier, ſe former une idée particulière de chaque pouls, & le connoître
à l'idée que ce pouls lui fournit, & à
l'impreſſion qu'il fait ſur ſon doigt : le

point essentiel est de distinguer les pouls les uns des autres ; & je pense qu'on peut y parvenir, ainsi que Solano, Nihell, M. de Bordeu, &c.

Le pouls simple des règles me paroît un des plus aisés à connoître, & je m'y trompe rarement : cependant ce pouls ne fait pas exactement sur moi la même impression qu'il fait sur M. de Bordeu ; il me paroît moins développé que dans l'état naturel : il a bien un petit rebondissement, presque à chaque pulsation ; mais ces pulsations semblent finir en pointe ; on diroit que ce pouls va se perdre & s'échapper au doigt qui le touche. Pour le sentir de la manière dont je l'exprime, il faut appuyer légérement le doigt sur l'artère : si on presse davantage, alors il acquiert plus de force, les vibrations sont plus vives... C'est particuliérement dans le tems que les règles coulent qu'on sent ce pouls tel que je viens de le décrire. Mais quelques jours après, ou avant l'écoulement des règles, ce pouls est différent ; il est plus vif, plus élevé, plus développé, plus fort ; les pulsations paroissent arrondies, au lieu que dans le premier cas, elles finissent en pointe.

Je dis aussi que le pouls, quelques

jours avant ou après l'écoulement des
règles, reſſemble beaucoup au pouls
de la groſſeſſe, & que plus on approche
de l'inſtant où elles vont couler, ou de
celui où elles doivent finir, plus il diminue de force, & s'approche de l'état
de celui qui accompagne leur écoulement. Entre plus de cent obſervations
que je pourrois citer, & où j'ai annoncé
l'écoulement des règles, je me conten-
terai de deux ou trois.... Le pouls de
la groſſeſſe a des caractères particuliers,
qui le diſtinguent du pouls naturel des
femmes, & qui pourroient le faire
confondre avec celui qui annonce que
les règles vont paroître, ou qu'elles ont
ceſſé depuis peu de couler. Il eſt plus
élevé, plus fréquent, plus égal que le
pouls propre de la matrice : il a auſſi
plus d'élévation & de fréquence que
dans l'état de ſanté; les redoublemens
ſont moins ſenſibles que dans le pouls
ſimple de la matrice; & les battemens
de l'artère, au lieu de ſe terminer en
pointe, comme ce dernier, paroiſſent
plus arrondis. Les divers dérangemens
qui arrivent aux femmes groſſes, peuvent occaſionner différentes modifications dans ce pouls : cependant il con-
ſerve toujours un caractère qui lui eſt

propre, & qui confiste dans *la fréquence,
la légère réduplication, l'élévation, la ten-
sion, & sur-tout l'arrondissement de la
pulsation.*

La jeune femme d'un Chirurgien de
Riom en Auvergne, qui étoit mariée
depuis peu, & qui avoit eu ses règles
à la dernière époque où elle les attendoit, me fit tâter son pouls; il étoit
plus élevé, plus tendu, plus fréquent
& moins égal que le pouls de santé :
il avoit d'ailleurs une légère *réduplication,* & *l'arrondissement* de la pulsation. Je lui annonçai que je la croyois
enceinte. Son mari, à qui elle fit part
de ma prédiction, protesta qu'il n'étoit
pas possible de connoître la grossesse au
pouls. Je fus informé dans le tems que
ma prédiction s'étoit trouvée exactement vraie.

Une jeune Dame de Cusset, qui
avoit eu trois enfans, & qui attendoit
ses règles, me donna son pouls à tâter.
Je lui annonçai qu'elle étoit grosse,
quoiqu'elle n'eût encore aucun des
symptomes qui accompagnent le commencement de toutes ses grossesses. Les
dégoûts & les maux de cœur suivirent
de près ma prédiction....

J'annonçai à une autre Dame, qui

étoit dans le premier mois d'une feconde groſſeſſe, qu'elle étoit enceinte ;
prédiction que je lui ai ſouvent réité-
rée par la ſuite, malgré ſa perſévé-
rance à nier le fait : il ne lui eſt plus
poſſible de diſſimuler, combien j'avois
rencontré juſte....

On ne doit pas conclure de ce que
je viens de dire, que je ne me trompe
jamais dans la prédiction des criſes : il
s'en faut de beaucoup.... Il faut tant
d'expérience, d'application, de délica-
teſſe dans le tact, que je ne dois pas
eſpérer de faire jamais de grands progrès dans cette brillante carrière, ouverte aux Praticiens pour le ſalut des
malades. Je trouve quelquefois tant de
confuſion, d'indéciſion dans les différens pouls critiques, qui ſe préſentent
dans ma pratique, que mes prédictions
ne ſont point du tout certaines.

Indépendamment de tout cela, la
doctrine du pouls, je le répète, eſt à
mes yeux la plus belle découverte qui
ait été faite juſqu'à préſent en Médecine : j'oſe même prédire qu'elle prendra faveur, qu'elle diſſipera tous les
vains raiſonnemens, & les ſyſtêmes
ridicules qui ont été imaginés, pour
rendre raiſon des faits que nous ne

concevrons jamais, parce que la nature a des fecrets impénétrables. Le plus grand avantage que nous pouvons retirer de cette doctrine, eft celui d'apprendre à obferver avant de raifonner; c'eft par conféquent celui d'apprendre à guérir nos malades....

* EN parlant ailleurs d'un malade attaqué d'une fièvre demi-tierce, M. Desbreft s'explique de la manière qui fuit.

Le malade avoit eu, pendant le cours de fa maladie, plufieurs petits faignemens de nez, & j'en avois annoncé quelques-uns : ces petites hémorragies étoient toujours précédées du pouls rebondiffant de M. de Bordeu : je dois même dire que cette efpèce de pouls m'étoit connue long-tems avant que j'euffe lu les obfervations de cet Auteur.

Il eft vrai que je ne regardois pas ce pouls comme annonçant toujours une hémorragie : je le nommois pouls de diffolution, & je regardois l'hémorragie qui le fuivoit comme une nouvelle preuve de la diffolution du fang; auffi, lorfque je rencontrois cette efpèce de pouls, je ne faifois jamais faigner mes malades : je leur demandois toujours s'ils n'avoient point eu de saignement de nez, & je ne manquois pas de preſcrire des antiſeptiques qui produiſoient ordinairement de bons effets.

J'ajouterai que le pouls nazal, que j'appellois pouls de diſſolution, a un caractère ſingulier, dont l'Auteur des *Recherches* ne fait point mention, mais que j'ai obſervé conſtamment : ce pouls rebondiſſant fait éprouver au doigt qui le touche attentivement, une ſenſation déſagréable, un petit engourdiſſement bien marqué, dont tous les Obſervateurs qui ont le tact délicat, s'appercevront aiſément : d'ailleurs ce pouls n'a point de conſiſtance ; il cède aiſément au doigt qui le preſſe, & il ſe fait ſentir alors dans preſque toute la partie du doigt qui appuie deſſus, mais particuliérement dans les endroits où il eſt moins gêné, c'eſt-à-dire, dans les deux parties latérales du doigt qui, à cauſe de leur convexité, appuient moins fortement que la partie moyenne de ce même doigt. Je l'ai obſervé tel, dans les Hôpitaux de l'armée, pendant plus de quinze jours de ſuite, chez les mêmes malades, attaqués de fièvres malignes épidémiques : lorſqu'il reſte conſtamment tel, je crois qu'on pourroit le nommer pouls de diſſolution.

L'hiſtoire de tous les tems (dit encore M. Desbreſt) ne nous a malheureuſement que trop ſouvent convaincus combien les erreurs les plus dangereuſes ont de facilité à ſe répandre, tandis que les vérités les plus utiles & les plus intéreſſantes, ne s'établiſſent qu'après avoir long-tems lutté contre les traits de la malignité des hommes, & lorſqu'on eſt venu à bout de détruire tous les raiſonnemens que la fauſſeté de leur jugement ou leur mauvaiſe foi ont pu leur fournir... La doctrine du pouls, découverte utile, conduira ſon Auteur à l'immortalité (j'aime à parler, pour ôter toute équivoque, de l'Auteur des Recherches) : elle va changer la face de la Médecine... (*Journ. de Méd. Octob. 1761 ; Fév. 1768, & le Supplément à l'année 1770.*)

Réflexions de l'Editeur.

ON ne prendra pas le témoignage de M. Desbreſt pour une de ces approbations mendiées, ou pour un de ces aveux que la politesse dicte aux ames douces & honnêtes qui n'aiment point à contredire : M. Desbrest doit encore moins être regardé comme un de ces enthousiastes qui se livrent sans réserve aux nouveautés.

Ce qu'il dit est non-seulement la confirmation du système général des *Recherches*, mais il va plus loin ; il découvre des caractères particuliers ; il suit la nature avec opiniâtreté, & avec cette délicatesse de sentiment, qui est réservée aux vrais Maîtres de l'Art : il répond d'un seul mot à mille questions, que la paresse, le défaut de goût, ou d'observation, & même le tact particulier des Observateurs, peuvent suggérer ; car chacun a sa touche différente, ainsi que le remarque judicieusement M. Desbrest ; chacun peut peindre, à sa manière, ce que le tact lui dicte, au sujet du pouls.

Mais qu'importe que l'expression, ou la manière de rendre les observations, ne soit pas précisément la même, pourvu que les Observateurs conviennent qu'il y a, dans les rithmes du pouls, un langage particulier que chaque Médecin doit & peut entendre.

Ce signe, le pouls, est la boussole

du Médecin, fans doute ; mais chaque Obfervateur conduit & manie cette bouffole, fuivant les règles que la pratique lui a apprifes : chacun d'eux peut, par le tact du pouls, diftinguer les crifes fimples & les compliquées ; il peut confidérer les rithmes du pouls, qui les annoncent, par un côté particulier, & graver dans fa mémoire ces différens rithmes, qui lui rendent déformais tel pouls impoffible à confondre avec aucun autre.

Toutes les vérités, qui s'apprennent par la pratique, font dans l'efprit de ceux qui les apperçoivent, une fenfation particulière qu'on doit feulement rapporter à la difpofition des organes des fens de chaque individu. Vainement donc prétendroit-on combattre la doctrine du pouls, en difant qu'on n'apperçoit pas précifément les mêmes nuances obfervées par les premiers Obfervateurs : ces légères différences n'importent de rien, pourvu qu'on diftingue dans le fait les révolutions que le pouls prépare & annonce.

J'aime à rappeller ce que M. Defbreft remarque, que la doctrine du pouls doit changer la face de la Mé-

decine : c'eft-là un aveu que les adver-
faires de cette doctrine font, de même
que fes fauteurs ; elle a donc un objet
qui eft digne de la plus grande confi-
dération & du plus profond examen.
Mais il nous manque encore une fuite
d'hiftoires de maladies, qui aient été
traitées uniquement d'après les fignes
tirés du pouls : il nous manque auffi
une comparaifon de pareilles hiftoires,
avec celles d'autres maladies, traitées
par les autres fyftêmes, où les Médecins puifent ordinairement leurs indications.

J'ai quelquefois imaginé voir un malade traité, 1°. par un Médecin, rigorifte fectateur d'Hippocrate ; 2°. par un
Galénifte, purement tel ; 3°. par un
Chymifte bien déterminé ; 4°. par un
Méchanicien bien décidé ; 5°. par un
rigorifte fectateur de la doctrine du
pouls ; 6°. par un empyrique ignorant
tout fyftéme : je voudrois favoir jufqu'à quel point tous ces Médecins &
leurs manières diverfes de fuivre une
maladie, s'accorderoient ; je crois que
celui qui fonderoit fon traitement fur
l'affemblage & le choix fage & éclairé
de toutes ces méthodes, feroit le plus
heureux & le plus utile.

Il y a aussi parmi les sectateurs du pouls eux-mêmes, deux grandes branches particulières, deux manières de voir le pouls; l'une est de le regarder comme une source de connoissances, seulement propres à pronostiquer dans les maladies; l'autre de prendre les rithmes du pouls, pour le fondement des divers moyens à suivre dans le traitement.

Je trouve le germe de ces deux sortes de sectateurs du pouls dans le commentaire de l'Ouvrage de Cox. Ce Médecin Anglois, par exemple, purgeoit, dès qu'il trouvoit le pouls intestinal; M. Michel l'avoit devancé sur ce point. L'Auteur des Recherches n'a pas expliqué sa manière de penser à ce sujet : encore une fois, nous manquons d'une application de la doctrine du pouls à la pratique journalière, & il est tems d'en venir-là, comme je le disois dans mes Réflexions préliminaires.

Nous souhaiterions qu'un Médecin, qui auroit le savoir & l'expérience de M. Desbrest, entreprît de nous éclairer sur cette importante matière. Voici quelques questions qui pourroient mériter son attention.

1°. Le pouls portant à l'hémorragie du nez, faut-il faigner, & faut-il faigner du bras, ou du pied ? 2°. Le pouls étant ftomachal, faut-il toujours faire vomir ? 3°. Le pouls étant inteftinal, faut-il purger ? 4°. Le pouls de la fueur exige-t-il des remèdes fudorifiques ? 5°. Dans les crifes compliquées, vers quel rithme du pouls faut-il qu'un Praticien dirige fes remèdes ? 6°. Les pouls critiques font-ils des commencemens de crife qu'il ne faille ni avancer ni retarder ? 7°. Le pouls des règles indique-t-il la faignée du pied ou celle du bras ? 8°. Le pouls non critique ne feroit-il pas le feul qui indiqueroit ou permettroit d'adminiftrer des remèdes ? & quels remèdes pourroit-on employer pour changer le pouls non critique en critique ?

Nous invitons M. Desbreft, & tous les Médecins auffi favans & auffi pleins du defir de voir profpérer l'Art que lui, à travailler à la réfolution de ces problêmes.

Nº. XLIV.

JUGEMENT de M. DUFOT, Médecin penfionnaire de la ville de Laon.

DANS une fièvre putride ardente, mafquée fous les fymptomes d'une péripneumonie très-vive & épidémique, j'ai eu occafion d'obferver les pouls critiques fupérieurs & inférieurs, dont la connoiffance eft fi néceffaire pour favoir en quel tems de la maladie il faut laiffer agir la nature, afin de ne pas troubler fon travail. C'eft avec reconnoiffance que je publie ici devoir à M. de Bordeu, ces connoiffances fur le pouls, lorfque, jadis Médecin de la Charité de Paris, il fe faifoit un vrai plaifir d'inftruire les jeunes Médecins qui le fuivoient dans le traitement des maladies de cet Hôpital. Cet heureux Praticien a fi bien mérité du genre humain, par fes favantes & ineftimables *Recherches fur le Pouls*, que fes Ouvrages feront une époque bien précieufe dans l'hiftoire de la Médecine.

Hunc ego beatissimum existimo, qui bonæ mansuræque famæ præsumptione fruitur, certusque posteritatis, cum futura gloria vivit. Personne n'est plus heureux que celui qui jouit d'une grande & solide réputation, & qui, sûr des suffrages de la postérité, goûte par avance toute la gloire qu'elle lui destine. (*Mémoire sur les maladies épidémiques, qui, depuis cinq ans, ont régné dans le pays Laonnois, 1770.*)

Réflexions de l'Éditeur.

LA reconnoissance inspire à M. Dufot des sentimens peu communs : il a vu naître la doctrine du pouls, & il l'a suivie dans ses développemens; il l'appuie aujourd'hui de sa décision qu'on sait être d'un grand poids, puisqu'elle a pour fondement une expérience raisonnée & souvent répétée.

Ce qu'il dit de son exactitude à suivre les Hôpitaux, pendant qu'il étoit Etudiant, me rappelle que, de tout tems, nos Hôpitaux ont été ouverts à ceux qui desirent sérieusement de s'instruire; de tout tems ils y ont trouvé, non des Maîtres durs & absolus, mais des Confrères toujours prêts à les conduire,

par

par les voies d'une faine pratique, au courant des découvertes nouvelles, & des diverfes tournures que l'Art prend de demi-fiècle en demi-fiècle.

L'Hôpital de la Charité de Paris, dirigé par des Religieux affez inftruits, a eu toujours, depuis fa naiffance, beaucoup de réputation, fur-tout pour raifon du choix qu'ils ont fu faire des Médecins, à qui le foin des malades a été confié.

J'aurois les mêmes louanges à donner aux autres Hôpitaux de Paris, & à plufieurs du Royaume ; mais je me bornerai à dire quelque chofe de l'Hôpital de S. Eloi de Montpellier.

Cet Hôpital eft ouvert aux Etudians qui font en état de profiter des leçons qui s'y donnent, c'eft-à-dire, des maladies qui y font traitées, & des remarques que les Médecins y font fur ces maladies. L'Hôpital dont je viens de parler, n'eft pas le feul endroit où l'on s'inftruife de la pratique, à Montpellier.

Plufieurs fiècles fe font écoulés depuis que cette ville fut regardée comme le vrai temple d'Apollon : c'étoit le tems où l'Ecole de Salerne, en Italie,

& celle de Montpellier (qu'on appelle aujourd'hui *Ludovicée*), fe formèrent des débris des Ecoles des Arabes, & abforbèrent tout le favoir des Juifs, qui n'étoit pas alors à négliger.

Dès cette première époque, qui remonte jufques vers le onzième fiècle, Montpellier avoit fes Profeffeurs qui inftruifoient la jeuneffe, & qui venoient de fuccéder aux Marcellus, aux Aufone, aux grands Médecins de l'Aquitaine. Il y a plus de deux cens ans, qu'un Profeffeur eft chargé, à Montpellier, de s'étendre au long fur ce qui concerne la pratique.

Lors de cette même époque, on s'apperçut, comme les Mémoires fur l'hiftoire de cette Faculté le prouvent, qu'un feul homme n'eft pas en état d'enfeigner à la jeuneffe les élémens de la théorie & de la pratique de l'Art; c'eft pourquoi nos Souverains eurent foin d'ordonner que plufieurs Maîtres fe partageroient ces utiles travaux.

On pouvoit acquérir les connoiffances néceffaires, non-feulement dans le fein de la Faculté, & par les leçons de fes Membres principaux, les Docteurs Régens & les Profeffeurs; mais encore parmi les Médecins pratiquant dans la ville, à qui on diſtribua les différens quartiers, ſous le nom de Médecins de la Miſéricorde, ou des pauvres.

Ces Médecins conduiſoient les Etudians aux lits de leurs malades ; & c'eſt-là que ſe faiſoient des obſervations & des expériences ſages, utiles, réfléchies ; c'eſt-là que paſſoit, de l'un à l'autre, la tradition de la bonne pratique.

Un ſeul homme chargé du peſant fardeau de donner des leçons aux jeunes gens, auroit pu, en leur apprenant ſes opinions particulières, leur laiſſer ignorer celles de pluſieurs Maîtres, non moins dignes d'être écoutés.

Ainſi les Etudians paſſoient ſucceſſivement par les mains de différens Maîtres, & ils corrigeoient, ou éclairciſſoient les dogmes de l'un par ceux de l'autre : ainſi on s'inſtruiſoit de la pratique, par tous les côtés poſſibles : ainſi on évitoit la trop grande uniformité, la monotomie toujours pernicieuſe dans un art qui a autant de faces que la Médecine, & dans lequel le génie ne ſouffre qu'impatiemment des entraves.

Ce ſeroit ſe former une très-mauvaife idée de l'Art, que d'imaginer qu'un feul Profeffeur puiffe, quelques fecours qu'on lui fourniffe, remplir une tâche que plufieurs Maîtres peuvent à peine remplir. Hippocrate lui-même, s'il revenoit parmi nous, ne pourroit pas tout favoir & tout enfeigner; il fuivroit & apprendroit aux autres fon fyftême & fes opinions; & Van-Helmont pourroit enfeigner quelque chofe aux difciples d'Hippocrate.

Notre Art, qui confifte à étudier la nature dans toutes fes faces, a des principes qu'il n'eft guères poffible de déterminer, eu égard aux circonftances infiniment variées dans lefquelles on en fait l'application; de-là vient qu'il n'eft point fujet à une autorité impérieufe qui captive, comme la Théologie & la Jurifprudence : il eft, fi nous pouvons le dire ainfi, un compofé de couleurs & de nuances différentes, qu'un feul homme ne fauroit, dans tous les cas, affembler, diftribuer & varier comme il convient.

J'eftime donc très-important, que la Médecine ne foit pas enfeignée par un feul homme, quelque favoir qu'il ait : eh! quel qu'il puiffe être, oferoit-il fe charger de tout expliquer, de tout analyſer, de prévoir ou d'obvier à tous les cas poſſibles, de calculer le bon & le mauvais de toutes les Méthodes? Oſeroit-il ſe promettre de répondre à toutes les queſtions, que des jeunes gens, pleins de feu & de ſagacité, lui feroient? Pourroit-il en un mot pourvoir à tous les beſoins de ces jeunes plantes, dont la culture importe tant au bien de la Société, & exige des ſoins ſi variés?

S'il eſt donc vrai, que ce qu'on appelle une Ecole pratique ſoit une choſe néceſſaire, il eſt évident qu'elle ne doit pas être concentrée dans les murs d'un ſeul Hôpital, ni confiée aux ſoins d'un ſeul homme.

Que pluſieurs Maîtres ſe partagent, comme à Montpellier, le ſoin de conduire les jeunes gens chez les malades; que chacun ait ſes Diſciples chéris, & avec leſquels il ſympathiſe d'une manière particulière; qu'ils aient, ſuivant la liberté permiſe par l'Art, chacun leur méthode, & qu'ils cherchent à la faire valoir. Mais que la jeuneſſe ne ſoit pas irrévocablement ſoumiſe à n'écouter qu'un ſeul Maître, à n'apprendre ſans ceſſe que la même leçon.

C'eſt d'après ces principes raiſonnables, que l'on a toujours procédé en France, où, sans donner à aucun Médecin d'Hôpital des droits exclusifs, pour enseigner, on leur a permis à tous de communiquer leurs idées, leur pratique, leurs découvertes, suivant leur goût & leur génie.

Si je ne m'écartois pas trop de mon sujet, j'ajouterois que l'utilité des Hôpitaux, qui est réelle à quelques égards, ne s'étend pas jusqu'à devoir faire considérer ces maisons publiques, où l'on suit nécessairement une sorte de costume, comme les meilleures Ecoles de pratique, qu'il soit possible d'avoir : j'aime mieux des Ecoles dispersées comme celles de la Miséricorde, dont j'ai parlé ; j'aime mieux que chaque maison d'un malade soit une petite Ecole, où un Médecin peut faire briller ses connoissances plus utilement, que dans un Hôpital.

Dirai-je aussi que j'ai oui des Philosophes & des Médecins habiles, être bien moins pénétrés d'admiration, qu'on ne l'est communément sur l'établissement de ce grand nombre d'Hôpitaux, dont toutes nos grandes & petites villes sont fournies, & dont les dépenses, l'éclat & les dehors, sont plus propres à faire briller la charité & la magnificence des Fondateurs, qu'à procurer aux malades plus de commodités, & de foulagement. Il faut avoir fuivi des Hôpitaux, pour n'être point ébloui de leur pompe, & connoître leurs inconvéniens, qui font fi nombreux, qu'il y a lieu d'efpérer qu'on viendra enfin un jour à ouvrir les yeux fur tous ces établiffemens publics, qui en impofent à la multitude.

M. Dufot m'a conduit à cette forte d'épifode, concernant les Hôpitaux & l'établiffement d'une Ecole pratique, dans quelqu'un d'eux, établiffement après lequel je vois des Médecins foupirer.

Premièrement cette Ecole eft déja établie; puifque chaque Hôpital eft une Ecole ouverte à tout le monde. En fecond lieu, la bonne Ecole pour des jeunes gens, eft de fuivre, non pas tous les malades d'un Hôpital, non pas un feul Médecin, dans un de ces Hôpitaux; mais de voir le plus de Médecins qu'il eft poffible, & de profiter de leurs méthodes de traitement.

Troifièmement enfin, je voudrois que dans l'éducation qu'on donne aux jeunes Médecins, on n'oubliât pas de

les envoyer autant qu'il feroit poffible, fuivre des Praticiens employés,
comme M. Dufot, dans les épidémies,
dans les villes & dans les campagnes,
en les faifant voyager d'un lieu à un
autre, pour y conférer avec tous les Anciens, pour apprendre d'eux leurs arca-
nes, & leurs belles ou malheureufes
cures : ce feroit le moyen de perpétuer
la race des bons Médecins, & de les
rendre plus fages, plus favans & plus
expérimentés d'une génération à l'autre.

Mais je ne pourrois approuver qu'on
affichât un feul Hôpital, pour le faire
devenir le rendez-vous d'une foule de
jeunes gens qui n'apprendroient rien,
s'ils étoient livrés à eux-mêmes, &
qui ne connoîtroient que des documens
d'un feul Maître, s'ils étoient réduits
à l'entendre, & à n'entendre que lui
feul. Un pareil établiffement dégénére-
roit dans peu de tems; le Médecin Profeffeur deviendroit bientôt fujet à toutes
les difgraces qu'entraîne une place uni-
que, & de faveur; on exigeroit trop
de lui; on le chargeroit des événemens
malheureux qui feroient attribués à fa
méthode particulière : pour peu qu'il
eût du goût pour primer, il fe laiffe-

roit lui-même enflammer du defir de la critique, vis-à-vis de ceux de fes confrères qui ne jouiroient pas des mêmes avantages : la Médecine tomberoit dans une forte d'empirifme d'habitude, auquel elle n'a déjà que trop de penchant.

Je fais des vœux pour que les graces & les bienfaits du Gouvernement ne foient pas tous accordés à un feul & même Profeffeur ; mais qu'ils foient difpenfés à tous & à chacun, à raifon de leur pofition & de leur mérite.

Je vois enfin que les Ecoles de Paris & de Montpellier, ainfi que plufieurs autres du Royaume ; par exemple, celle de Bordeaux, à laquelle nous avons l'honneur d'appartenir, ne ceffent d'être fournies d'excellens Maîtres, dont il ne s'agit que de ranimer l'attention & le zèle, en évitant de donner à un feul d'entre eux, tous les honneurs, tous les profits, & toute la charge du Profefforat.

Il eft au moins très-certain, que ce qui regarde le pouls, ne fauroit s'apprendre, ni s'enfeigner devant un auditoire nombreux, & préparé comme pour des expériences phyfiques, ou de fimple curiofité. Les malades craindroient trop de se prêter à ces sortes d'examens tumultueux, qu'ils ne manqueroient pas de regarder comme des espèces d'épreuves, ou des tentatives suspectes.

C'est dans le silence d'une pratique bien conduite, que l'examen du pouls doit être fait : c'est auprès de malades, non prévenus, non effarouchés, non livrés à la publicité des expériences, qu'on doit chercher à former & à assurer son tact. Une autre condition de l'enseignement de l'Art sphygmique, devroit être, à mon avis, qu'on n'affichât pas son savoir & ses prétentions, & qu'on s'accoutumât à réfléchir mûrement, avant de prononcer, avant de prendre un avis.

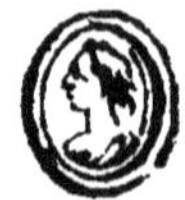

N°. XLV.

JUGEMENT *de Monſieur* **AUBERT**, *Médecin à Château-Thierry.*

* **M**ONSIEUR AUBERT a vérifié la doctrine moderne du pouls ; il a porté ſes vues plus loin, il a fait de nouveaux efforts, de nouvelles découvertes : voici comment s'explique M. Aubert lui-même.

En liſant dans le Journal de Médecine l'extrait des *Recherches*, je crus pouvoir en ſaiſir les caractères, j'avois réuſſi à prédire des ſaignemens de nez, & des dévoiemens, ſur les deſcriptions de Solano, dans le livre de M. Nihell. Mais le défaut d'occaſions aſſez fréquentes, & quelques fauſſes prédictions me déconcertèrent. L'extrait du livre de M. Fouquet m'a réveillé de l'eſpèce d'engourdiſſement où j'étois. Je me ſuis perſuadé qu'en m'exerçant ſur les pouls organiques, plus fréquens que les critiques, je parviendrois plus aiſément à connoître ces derniers. Je n'ai point été trompé dans mon eſpérance.... j'ai fait plufieurs prédictions qui m'ont réuffi ; j'ai même apperçu certains caractères du pouls, ou certains pouls dont on n'a pas encore parlé.

Le premier de ces pouls, je l'appellerai lombaire ou néphrétique ; parce que je l'ai prefque toujours trouvé dans toutes les efpèces de douleurs à la région des reins : je fens une efpèce de reflux du fang vers les bras, & fouvent l'artère eft retrécie & enfoncée fous les deux derniers doigts (je me fers de quatre). J'ai été très-long-tems dans le doute fur ce reflux apparent ; je craignois l'illufion ; mais j'ai eu lieu de me raffurer en voyant à l'Hôtel-Dieu un malade attaqué d'un ulcère au rein droit : le pouls, fur-tout de ce côté, étoit mol, développé, lent, & le fang avoit très-fenfiblement un reflux ondulent vers le bras : c'eft précifément l'inverfe de l'ondulent de la fueur, & non pas de l'inciduus (lequel je n'ai trouvé qu'une fois, encore n'étoit-il pas trop net) ; ce pouls n'avoit pas toujours le caractère de molleffe & de développement dont j'ai parlé ; il n'étoit tel, que lorfque la douleur du rein diminuoit, & que le malade rendoit du pus dans fes urines : cette pyurie, fuivant fon rapport, avoit été précédée fix mois auparavant d'une douleur inflammatoire au rein.

J'ai vu auffi au même Hôpital dans le mois de Juin dernier, un malade attaqué d'une ifchurie : il ne rendoit ni pus ni gravier; fes urines étoient claires & ardentes : l'ufage des pilules de favon & de l'oximel fcyllitique, les a mieux fait couler. Il avoit le pouls de l'excrétion des urines, tel qu'il eft décrit dans les *Recherches*, & j'y ai fenti de plus cette apparence de reflux du fang vers le bras; mais ce reflux n'étoit pas ondulent.

Le fecond pouls que j'appellerois fpermatique, fe rencontre dans l'inflammation du fcrotum, où il y a engorgement des tefticules & des vaiffeaux fpermatiques. Ce pouls reffemble au pectoral de M. Fouquet; mais il eft bien aifé de l'en diftinguer. L'artère, dans le pouls fpermatique, forme l'arcade fous les quatre doigts; au lieu que dans le pectoral, elle ne fe fait fentir de cette manière, que fous deux doigts, dans le milieu de l'efpace pulfant.

J'ai vérifié ce pouls au poignet gauche d'un Soldat, qui avoit une fièvre intermittente : je lui fis des queſtions en conſéquence : il m'a avoué qu'il avoit été traité & manqué par les dra- gées de Keyſer ; qu'il avoit encore des cuiſſons en urinant ; & un bubon au côté gauche.... (*De Château-Thierry le 13 Novembre 1769.*

* PAR tous ces faits & ces Ré- flexions, on reconnoît facilement dans l'Auteur, beaucoup de candeur & d'ar- deur ; mais une ardeur tempérée par la raiſon & par la ſageſſe. On y voit en- core un eſprit qui, frappé de l'utilité de la choſe qu'il conſidère, s'élance, pour ainſi dire, hors des limites de la route qu'on lui a frayée. On y recon- noît enfin un Médecin réfléchi, & ſinguliérement zélé pour les progrès de ſa profeſſion. L'enſemble de toutes ces qualités fait aſſez l'éloge de celui qui les poſſède. Qui pourroit ne pas exhor- ter M. Aubert à pourſuivre une car- rière, dans laquelle il s'eſt ſi bien diſ- tingué ?

Le reflux du ſang dans le corps de l'artère dont il parle, a été connu de quelques Praticiens, par Rega, par exemple, Profeſſeur à Louvain. Cet objet eſt peut-être un des plus piquans de la pulfimantie : il contredit évidemment les opinions ordinaires ; mais qu'y faire ? il s'agit de décider fi ce reflux n'a pas lieu dans d'autres pouls, que dans celui des urines.

Au refte, l'un des pouls, dont M. Aubert parle, étoit un pouls de fuppuration ; fur quoi il faut confulter les *Recherches*. Peut-être auffi que le malade qui avoit un bubon au côté gauche, avec le pouls approchant du pectoral, étoit menacé d'un engorgement à la poitrine, du même côté.

M. Aubert ne manquera pas fans doute de continuer fes obfervations & fes réflexions fur le reflux du fang dans l'artère. Je propoferai ailleurs, en parlant de quelques nouvelles expériences de M. de Lamure, certains problêmes fur cette matière, digne de l'attention de tous ceux qui fe font occupés férieufement de la circulation d'Harvée.

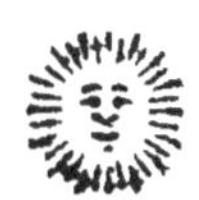

N°. XLVI.

JUGEMENT *de l'Auteur du Dictionnaire des pronoſtics.*

Nous aurions beaucoup de choſes à dire ſur le pouls, ſi nous voulions copier tout ce que les anciens ont dit ſur cette matière : mais comme il ne s'agit ici que du pronoſtic heureux ou malheureux, à tirer des variations du pouls, nous pouvons ſuppléer utilement à tout ce qu'ils ont dit, en donnant un court extrait de l'excellent traité du pouls, par M. Bordeu, ouvrage précieux, dévoué à l'art de prédire les événemens dans les maladies.

* L'Auteur du Dictionnaire, en dé-crivant les eſpèces de pouls, tant ſim-ples que compliqués, fait cette remar-que au ſujet du pouls inteſtinal, ou qui précède le dévoiement ſpontané critique. L'inégalité du pouls inteſti-nal, à l'approche des déjections bi-lieuſes, n'avoit pas échappé à Galien : il avoit auſſi obſervé que, dans toutes les criſes intérieures, le pouls étoit

rentrant. La petiteffe du pouls avoit frappé Avicenne. Solano n'avoit fait attention qu'à l'intermittence du pouls, qu'il regarde comme un figne affuré de la diarrhée critique : il a raifon en ce point, avec les précautions qu'il prend ; mais il fe trompe en ce qu'il n'a pas affez vu ; car il y a bien des diarrhées critiques, que ne précède point l'intermittence, mais feulement l'irrégularité du pouls.....

En confultant ce figne, on ne fera plus affervi à cette maxime empyrique, & quelquefois pernicieufe, de purger indiftinctement un jour, & l'autre non. On diftinguera avec Hippocrate, certains temps auxquels il eft à propos de purger, & d'autres où il faut s'abftenir de purgatifs quelconques. On verra la raifon d'une obfervation importante, faite par plufieurs praticiens, que des purgatifs forts, donnés dans certains jours de la maladie, n'opéroient aucuns effets ; tandis que dans d'autres jours, de légers eccoprotiques procuroient des felles abondantes.

Le pouls qui annonce l'excrétion des hémorroïdes (continue notre Auteur), eft un figne d'autant plus précieux, que les autres fignes font trèséquivoques & fautifs, & que cette crise ayant lieu dans les maladies chroniques, elle a plus besoin d'être aidée & déterminée..... En pressant fortement sous le doigt l'artère d'une personne sujette aux hémorroïdes, on sent toujours, dit M. le Camus, le battement du pouls qui devroit disparoître, & qui disparoît en effet dans les autres cas, par une forte pression. Cette remarque est très-judicieuse, elle est un commentaire exact de ce fond de resserrement & de cette profondeur du pouls, décrite par M. de Bordeu.... M. le Camus a observé dans le pouls des règles, une espèce de balancement, d'oscillation, dans les pulsations, qui fait qu'elles ne répondent pas toujours au même point, & qu'elles frappent tantôt une portion du doigt, tantôt une autre : ce signe est très-facile à distinguer. La matrice est sujette à une autre évacuation que celle du sang : souvent elle donne issue à des matières muqueuses, puriformes, qu'on connoît sous le nom de fleurs blanches ; M. Michel a observé que le pouls avoit alors le caractère du pouls des règles, mais qu'il étoit extrêmement mol.....

La suppuration est quelquefois une

crise favorable qu'il faut aider; rarement doit-on l'interrompre; plus rarement encore peut-on en venir à bout : il est important de connoître la partie où elle se forme, le temps où le dépôt se vuide, & le couloir qu'il choisit. La partie est décidée par le siège de la douleur & des symptomes inflammatoires. Le pouls peut aider à éclairer les autres questions.

L'événement des maladies, dans lesquelles on observe le pouls compliqué, est très-douteux : on peut juger s'il sera favorable ou fâcheux, suivant que les pouls, critique ou non critique, prévalent plus ou moins l'un sur l'autre. Lorsque le pouls d'irritation prend le dessus, on ne doit attendre aucune évacuation critique salutaire ; s'il s'en fait quelqu'une, elle est ordinairement mauvaise......

* Notre Auteur, après avoir tracé les règles qu'il convient d'observer, pour bien tâter le pouls, & en bien saisir les caractères, après avoir fait sentir la nécessité d'être instruit des modifications du pouls propre aux enfans, aux adultes, aux vieillards, aux femmes, à chaque tempérament, & à chaque sujet en particulier, & après avoir ex-

pliqué les caractères qui appartiennent à ces diverses espèces de pouls, après tous ces détails, dis-je, l'Auteur fait les remarques suivantes.

Premièrement, qu'on est beaucoup plus sûr du pronostic qu'on tire, par le pouls, en maladie, qu'en santé ; & que les crises annoncées par le pouls, manquent rarement, lorsque la fièvre a précédé, & qu'il y a eu des signes de coction. Secondement, quand on veut juger de l'état critique du pouls, il faut prendre garde de ne pas le tâter pendant la digestion, à la suite d'une passion vive, d'un mouvement trop considérable, après l'exhibition des remèdes, les efforts de la toux, du bâillement, &c. : toutes ces causes ne peuvent manquer de déranger le pouls..... Troisièmement, l'on sera encore plus sûr, dans la prédiction des crises par le pouls, s'il vient à se développer, ou à prendre une modification critique, dans un des jours remarquables qu'Hippocrate a notés, auxquels se fait le plus ordinairement la révolution qui détermine les crises. 4°. Enfin, pour donner au pronostic qu'on portera en conséquence du pouls, le plus haut degré de certitude, il faut y joindre les signes qu'on peut tirer des autres phénomènes. *Vis unita major.* Le Médecin qui réunira ces connoiſſances, aura un avantage infini ſur celui qui, n'ayant pu ou voulu s'exercer à ſaiſir les différentes modifications des pouls, ſera obligé de s'en tenir à d'autres ſignes, ſouvent peu lumineux & quelquefois très-fautifs; ou, ce qui eſt encore pis, n'en conſultera aucun, n'ayant d'autre règle qu'un empyriſme hardi & une aveugle routine. (*Dictionnaire des pronoſtics, ou l'Art de prévoir les bons ou mauvais événemens dans les Maladies. Part.* 1770. *Art. Pouls.*)

* Le Dictionnaire des pronoſtics contiendroit un très-bon abrégé de la doctrine du pouls, ſi on y avoit rappellé les obſervations de M. Fouquet, deſquelles cette doctrine ne peut plus ſe paſſer déformais. C'eſt toujours un honneur marqué par nos Auteurs, qu'on ait trouvé leurs opinions dignes de figurer dans un ouvrage très-propre à inſtruire, & à épargner beaucoup de peine aux Lecteurs, qui ne peuvent pas tous conſulter les bonnes ſources.

Au reſte, pour peu que l'Auteur du Dictionnaire eût fait uſage de ſon érudition, il auroit trouvé, à l'égard de tous les pouls critiques, ce qu'il auroit trouvé au sujet du pouls des entrailles; je veux dire qu'il eût trouvé ces pouls décrits par les Anciens, ou du moins pressentis & apperçus. Il y aura quelque jour autant d'utilité que de curiosité à faire un relevé des idées des Anciens sur cettte matière, & à les évaluer, d'après le syftême des Recherches : cette sorte de comparaison ou d'examen, achevera de confirmer entiérement la doctrine du pouls, bien loin qu'il doive en résulter aucune sorte de blâme pour nos Auteurs, qui ont autant cherché à trouver la clef des choses, réputées intelligibles dans les écrits des Anciens, qu'à fournir une bouffole capable de conduire les Obfervateurs attentifs, dans le cours des maladies qu'ils ont à traiter. Les *Recherches* (j'ofe le dire) éclairent fur le paffé & fur l'avenir.

N°. XLVII.

JUGEMENT de Monsieur SAILLANT,
Médecin de la Faculté de Paris.

IL est des variétés naturelles dans le battement des artères, que l'expérience a démontrées, mais qui demandent, pour être apperçues, un tact exquis, beaucoup d'usage, & beaucoup d'application. Le raisonnement qui cherche à découvrir si ces faits sont possibles, est souvent de prime abord porté à les nier & à les contredire : cependant des épreuves réitérées, si on les faisoit, démontreroient l'abus du raisonnement à cet égard, comme elles l'ont démontré au sujet de la doctrine des pouls critiques, si bien appuyée par des observations de tout genre, & enseignée par de très-grands Médecins de nos jours..... (*Quæstio medica : an ex vario variarum arteriarum motu, variæ dignosci possint hominum diatheses.* Part. 1770.).

* *Spes amica Nepotum.* J'aurois dû placer M. Saillant au nombre des jeunes

Médecins de Paris, qui s'appliquent à la connoiſſance du pouls, & qui lui donnent une approbation éclairée. Il s'élève avec raiſon contre l'abus des raiſonnemens, contre les préjugés, qui s'oppoſent en vain à l'obſervation : c'eſt à elle que M. Saillant en appelle, au ſujet des variétés remarquables dans le battement des artères ; je parlerai ailleurs de cet objet, qui eſt tout nouveau, & un des plus curieux de la doctrine du pouls.

Il eſt fort ſingulier qu'il faille raviſer les ſectateurs d'Harvée, au ſujet du battement des artères : il eſt plus ſurprenant encore que ceux des membres de la Faculté de Paris, qui combattirent les démonſtrations du Médecin Anglois, ne conteſtaſſent que le fait de la circulation, qui eſt plus clair que le jour, ſans remarquer aſſez ce qui manquoit au ſyſtême d'Harvée, & comment il devoit être modéré & châtié par les obſervations de pratique.

M. Saillant, & ceux qui courent la même carrière que lui, avec les mêmes talens & la même ſagacité, trouveront une récolte immenſe à faire dans de petites diſcuſſions, juſqu'ici trop négligées ;

gligées; ils chercheront à réfoudre le grand problême de l'application des loix de la circulation, aux différens phénomènes des maladies : fans cette application, la découverte de la circulation demeurera comme une vérité ifolée qui aura caufé non moins de mal que de bien. Tout cela peut fe juger par l'hiftoire du pouls, dans laquelle M. Saillant paroît déja fort inftruit.

N°. XLVIII.

JUGEMENT du Docteur UNZERIUS,
Médecin Allemand.

« Postquam de colica, ab indigef-
» tione nata, recenfuit figna, & inter
» ea pofuit pulfum parvum, debilem,
» omninò irregularem & intermitten-
» tem, in honorem illuftriffimorum
» virorum (qui artem fphygmicam co-
» lunt), addit fequentia Unzerius.
» Ultimum fignum quod ex pulfu de-
» fumitur, eft diftinctivum, & in
» libris noviffimis variorum Medico-
» rum obfervationes reperiuntur; ex
» queis conftat, quod talis pulfus, vel

» diarrhæam prænunciet, vel vero Me-
» dico indicationem præbeat, ut ægro
» purgans propinare debeat » (*Huttem-
bacher. Vindobonæ*, 1770).

* AINSI la Médecine du pouls gagne peu-à-peu dans toute l'Europe ; elle devient le fujet des aphorifmes des bons Médecins.

Ici, les partifans du pouls font mis au nombre des vrais Médecins (*vero Medico*), ou même on ne regarde comme tels, que ceux qui favent profiter des fignes tirés du pouls : mais pour en profiter, il faut les connoître, les fuivre, les étudier : il faut renoncer à toutes théories imaginaires, ou à un empyrifme aveugle : il faut, en un mot, vouloir être vraiment Médecin.

No. XLIX.

*Jugement de Monsieur Rozi̶e̶r̶ de la Chassaigne, Doc-
teur de Montpellier, & Médecin à
Malzieu.*

» Le pouls est de tous les signes le
» plus sûr, il est la vraie boussole du
» Médecin ; il a une expression parti-
» culière que peu de gens entendent,
» mais que tout le monde peut enten-
» dre, en lisant & méditant les ouvrages
» de Messieurs de Bordeu & Fouquet ;
» nous ne saurions trop inviter les
» jeunes Médecins à s'en nourrir ; ils
» se convaincront par eux-mêmes, que
» rien ne peut y suppléer ».

* C'est ainsi que s'exprime M. de la
Chassaigne, dans son excellent traité des
maladies de poitrine , qui a paru à
Paris en 1770, sous le titre de *Manuel des Pulmoniques.*

On trouve dans ce traité , plusieurs
preuves du cas que l'Auteur fait de la
doctrine du pouls, qu'il continue de

cultiver dans fa patrie, où il voit des malades, avec toute l'affiduité & l'attention d'un Médecin qui s'occupe uniquement de fon état : il a déjà fait nombre d'expériences & d'obfervations, qu'on doit l'exhorter à mettre au jour, le plutôt qu'il lui fera poffible; c'eft un bienfait dont il eft redevable à la fociété, & à ceux qui connoiffent fes talens.

Il voyoit, il n'y a pas long-tems, un malade qui n'a qu'une jambe, & qui fut pris de la fièvre, dans laquelle le pouls ayant bientôt porté aux entrailles, & enfuite à la poitrine, il prit fes indications des rithmes critiques du pouls, & obtint une heureufe terminaifon, par une diarrhée bilieufe, & enfuite par des crachats bien cuits. Ce qui le frappoit davantage dans cette obfervation, c'eft que le pouls du côté où la jambe manquoit, conferva un rithme particulier, & dans lequel la nature, quoique gênée, exprima fes mouvemens critiques avec précifion : le pouls de ce côté ne prit jamais le même degré de développement que l'autre.

C'eft une excellente obfervation qui cadre très-bien avec la divifion du corps en deux parties latérales, & en divers départemens, fi clairement expofés par l'Auteur des *Recherches*.

M. de la Chaffaigne fut auffi frappé, l'année dernière, d'un événement imprévu, qui arriva dans une pleuréfie, dont fut attaquée une femme âgée d'environ foixante ans. Les remèdes ordinaires furent adminiftrés au commencement de la maladie : vers le neuvième jour (elle n'avoit point évacué depuis cinq ou fix), le ventre n'étoit pas tendu ; les urines dépofoient un bon fédiment ; les crachats étoient bons, & la refpiration n'étoit plus gênée ; le pouls étoit fouple, onduleux ; il y avoit des pulfations qui s'élevoient l'une au-deffus de l'autre, de tems en tems ; le corps étoit couvert d'une moiteur univerfelle : tout paroiffoit être en bon état.

M. de la Chaffaigne défendit aux parens, de faire ufage d'une médecine qu'il avoit fait porter la veille, par précaution. A peine fut-il parti, que les affiftans, peu dociles, & frappés de la conftipation opiniâtre de la malade, lui firent prendre cette médecine, qui procura une évacuation abondante,

mais cette évacuation eut des suites
bien funeftes. Dès le lendemain, M.
de la Chaffaigne repaffant chez fa malade, il trouva la refpiration difficile,
les yeux éteints, le vifage livide ; les
crachats ne venoient plus : le pouls étoit
petit, irrégulier, foible, inégal dans fes
diftances & dans fes battemens : la
moiteur duroit encore ; mais elle étoit
froide : la malade mourut vers l'entrée
du onze.

Comment cette crife, qui paroiffoit
bonne, tourna-t-elle fi mal ? Ce funefte
effet étoit-il dû à la médecine ; ou
bien la crife elle-même, & fes fignes,
qui fembloient bons, ne furent-ils
qu'imparfaits, *judicatoria non judican-*
tia ? Le remède croifa l'effort de la
crife qui vouloit fe porter au-dehors ;
cela eft évident : mais il ne s'enfuit
pas que, fi la médecine n'eût point été
donnée, la malade n'auroit pas fuc-
combé. Sa moiteur étoit la mauvaife
pphidrofe dont parle Hippocrate : le
ventre n'avoit pu refter embarraffé
pendant tant de tems, dans l'état où
étoient les chofes, fans que la pourriture ne gagnât fourdement les vifcères :
la nature faifoit quelque effort ; mais

le dernier coup étoit porté fur le principe interne de la vie.

Le pouls, quoique bon & critique, n'eft pas toujours fuivi d'une heureufe terminaifon. Solano, l'Auteur des Recherches, & tous les partifans de l'Art fphygmique, l'ont dit & répété : le pouls eft dans le cas de tous les autres fignes qui fe montrent quelquefois bons dans des corps qui ont déjà reçu le coup mortel. Ce font les cas malheureux où un Médecin ordinaire doit fe réduire à voir fa conduite blâmée, fur-tout fi quelqu'un eft venu fur la fin propofer quelque remède, qui auroit pu être employé dès le commencement. Ce font ces cas dont Hippocrate parle, lorfqu'il dit que les Médecins *ex aliorum calamitatibus, fibi proprias effingunt moleftias*. Il n'eft pas de Médecin qui n'ait été accufé d'avoir tué quelqu'un de fes malades. Heureux, lorfqu'il n'a pas à faire à des rivaux prêts à faifir toutes les accufations propres à éclater. Lorfqu'on commença à donner l'émétique ; lorfqu'on commença à bannir les remèdes chymiques, il y avoit une efpèce de gens qui faifoient l'hiftoire des morts occafionnées par ces nouvelles pratiques :

il faut bien que la Médecine du pouls ait son tour, & que ses partisans tâtent de la dent envenimée de la calomnie.

Nº. L.

Jugement de Monsieur BROUZET, *ancien Médecin du Roi, Auteur de l'éducation médicinale des enfans.*

LA fièvre ne doit jamais être considérée comme une maladie particulière qui ait sa marche, ses progrès, ses symptomes & ses crises; mais comme un symptome constant de toutes les maladies : cette fausse dénomination que les plus savans Médecins ont eux-mêmes donnée aux fièvres intermittentes, fièvres putrides, fièvres ardentes, fièvres malignes, pestilentielles, &c. étoit capable de jetter dans l'erreur la plupart de ceux qui les traitoient.

En s'appliquant, sur des notions aussi vagues, à combattre ces sortes de fièvres, comme maladies essentielles, ils négligeoient de connoître & de traiter la véritable maladie qui occafionne ce battement irrégulier du cœur & des artères, ce figne, cet effort de la nature, dont les différentes vibrations ont été ménagées par l'Être fuprême, pour nous faire pénétrer dans l'immenfe dédale de toutes les maladies : on ne fauroit par conféquent trop s'attacher à les bien diftinguer. Chaque degré d'irritation & d'engorgement d'une partie affectée, entraîne chaque efpèce & chaque degré de fièvre, qui, du plus au moins, a fes trois tems diftinéts & féparés, conformément aux obfervations multipliées du célèbre M. de Bordeu. (*Mémoire lu par M. Brouzet, à l'Académie Royale des Sciences & Belles-Lettres de Béziers, le 22 Mars 1770. Voyez le Mercure de Janvier 1771)*.

* Si chaque région principale du corps, fi chaque grand & maître organe, étend fon département ou fon action fur celle des artères; fi cette action doit néceffairement produire des phénomènes différens dans le pouls, fuivant la diverfe conftitution des organes, il eft évident que chaque région & chaque organe ont leur fièvre par-

ticulière, bien reconnoiffable aux divers rithmes du pouls.

Il y auroit donc des fièvres ftomachiques, hépatiques, abdominales, pectorales, capitales, &c. Cette divifion des fièvres feroit claire, fimple, à la portée de tout le monde; les épithètes, putride, ardente, maligne, peftilentielle, humorale, lymphatique, &c. données aux fièvres, deviendroient entiérement inutiles. A dire vrai, on n'entend pas grand chofe à toutes ces dénominations vagues, qui fe font multipliées dans les ouvrages de nos Ecrivains.

M. Brouzet en a fenti le vuide & l'inutilité; il a dû voir que les fièvres font divifées, comme il le defire, dans les divers écrits de l'Auteur des *Recherches* : il ne s'agiroit à préfent que de faire foigneufement l'hiftoire des fièvres pectorales & autres, prifes d'abord dans leur fimplicité, comme elles fe préfentent, lorfque la caufe de la maladie réfide uniquement, ou plus particuliérement dans un des principaux organes du corps. Enfuite il faudroit fuivre les diverfes combinaifons de ces fièvres fimples, lorfque plufieurs organes font affectés à la fois. C'eft un travail digne des vrais & favans Médecins ; je veux dire de ceux qui aiment à voir clair dans leur métier, & qui ne l'exercent pas précifément pour l'exercer, mais pour l'étudier & le bien connoître.

C'eft-là le fonds d'une Médecine que j'appellerois vraiment philofophique, qui, s'élevant au-deffus de la manière ordinaire, chercheroit à pénétrer les fecrets de la nature. Eloignée de l'empyrifme d'ufage (néceffaire fi l'on veut, & peut-être fuffifant pour le courant) ; éloignée auffi de ces dogmes de théorie qui afferviffent les Médecins de chaque fiècle, comme les modes (qu'il eft bon, qu'il eft prudent de fuivre) ; la Médecine philofophique dont je parle, pourroit faire l'occupation, l'amufement & la paffion même, de ces ames qui favent planer fur les idées vulgaires, & qui font leur nourriture ordinaire de quelques vérités qui échappent aux ames communes.

Il eft certain qu'il y a eu, & qu'il y aura toujours des hommes qui ont étudié, & qui étudieront la Médecine avec une forte d'enthoufiafme : mais la fureur de primer, la crainte de déplaire au public, le projet d'acquérir de grandes richesses, la crainte de s'écarter des routes battues ; tout cela, dis-je, ne fait pas ce que j'appelle l'enthousiasme, le génie, l'espèce de transport nécessaire à un Médecin, qui cherche seulement à jouir de la connoissance du vrai, & qui fait le voir au travers des préjugés, dans lesquels les hommes l'ont enveloppé.

M. Brouzet habite un pays libre, riche & agréable (le Languedoc), où l'on pourroit, mieux que par-tout ailleurs, cultiver la Médecine transcendante dont je parle : elle a eu quelques Amateurs dans la Faculté de Montpellier, parmi lesquels je mets surtout l'ingénieux Joubert, qui a le premier apperçu & essayé de corriger les *erreurs populaires*, en les critiquant. Ah ! que les erreurs médicinales seroient dignes des méditations de quelque nouveau Joubert !

N°. LI.

JUGEMENT de Monsieur CORTADE (l'aîné), Médecin à Lavardens, & Docteur de la Faculté de Montpellier.

LES connoissances que j'ai puisées dans l'excellent livre des *Recherches sur le Pouls*, m'ont fourni l'occasion de faire douze observations : elles augmenteront le nombre des armes qu'on peut opposer aux incrédules, & elles pourront démontrer qu'il n'en est aucun parmi eux qui ne soit en état de reconnoître la solidité de cette doctrine, s'il veut se défaire du préjugé, toujours dangereux en Médecine, & prêter un peu d'attention aux observations qu'il pourra faire à cet égard.....

* LA première observation de M. Cortade fait mention d'un saignement de nez critique salutaire, prédit par le pouls plein, dur, fort, & rebondissant à chaque troisième ou quatrième pulsation.

La feconde roule fur une pareille prédiction, faite par le même pouls : l'évacuation critique termina auffi heureufement la maladie.

Dans la troifième, il eft queftion d'un feptuagénaire très-bilieux & fort plétorique, qui avoit tous les fymptomes de la fluxion de poitrine. Cinq faignées faites en moins de deux jours, ne firent qu'augmenter les accidens. Le danger devient preffant (dit M. Cortade) ; je fuis appellé le quatrième jour. Je trouve le pouls plein, fort, ondulent, & intermittent à chaque quatrième ou cinquième pulfation. Le malade fe plaint d'une grande amertume à la bouche : j'apprends qu'il a eu des envies de vomir, dans le principe de fa maladie. Je prononce que le cas de poitrine n'eft que fymptomatique, & que la maladie doit être traitée par les purgatifs. J'ordonne en conféquence un cathartico-émétïque qui procura quatorze felles : la douleur de côté & la difficulté de refpirer, furent très-modérées ; le crachement de fang difparut ; le pouls refta intermittent. Je fis prendre le cinq un fecond purgatif : l'effet de ce remède amena le calme ; la refpiration devint presque naturelle, la douleur de côté disparut en entier.... Le onze, le pouls parut pectoral décidé; c'est-à-dire, dilaté, plein, égal & ondulent. J'ordonnai un looch fait avec l'huile d'amandes douces, & le kermès minéral, à très-petite dose : le malade cracha abondamment le douze, des matières cuites & fort bilieuses; l'expectoration se soutint jusqu'au dix-sept, & la maladie se termina vers le vingt.

La quatrième observation présente un exemple semblable au précédent.

La cinquième fait mention d'une femme atteinte d'une obstruction au foie, & dont les extrémités inférieures commençoient à se gorger. Son pouls étoit petit, foible, inégal, roulant, &. il se perdoit, pour ainsi dire, sous le doigt : divers secours qui furent employés, eurent les plus heureux succès. La malade se croyant guérie, elle renonça à tous autres remèdes; mais son bien-être ne fut pas de longue durée : ses jambes & ses pieds qui s'étoient parfaitement dégorgés, redevinrent œdémateux. Des préparations de squille qui furent ordonnées, opéroient le mieux possible, lorsque la malade voulut tenter de prendre des eaux miné-

rales ferrugineuses & légérement vitrio-
liques : ces eaux ne passèrent point,
& elle mourut hydropique. Le pouls
conserva toujours l'irrégularité décrite
ci-dessus ; & dans le tems que la malade faisoit usage des préparations de
squille, elle fut beaucoup plus marquée, & les urines coulèrent abondamment dans ce même tems.

La sixième observation regarde une
femme hystérique, & dont les règles
étoient supprimées depuis trois ans.
Son pouls étoit serré, fréquent, tendu,
tremblotant & très-irrégulier. Après
une saignée qui fut pratiquée, le pouls
se développa ; mais il conserva son
premier caractère, c'est-à-dire, celui
de pouls stomachal. Une dose médiocre de tartre stibié en lavage, ayant
été prescrite, ce remède procura d'a-
bondantes évacuations par le vomissement & par les selles. Deux purgatifs
donnés ensuite, à un jour d'intervalle
l'un de l'autre, parurent terminer tous
les accidens, & le pouls redevint naturel, à quelques irrégularités près.

Dans la septième observation, le
pouls étant mol, plein, égal & ondulent, le malade qui étoit attaqué d'une
fluxion de poitrine, avec crachement

de sang ; fut saigné trois fois, & purgé une fois : par le moyen d'un looch pectoral, dont on lui fit faire usage, il cracha abondamment & recouvra sa santé.

Le huitième cas roule sur une fluxion de poitrine très-grave ; la fièvre étoit des plus aiguës : le second jour de la maladie, les règles coulèrent abondamment jusqu'au quatre. Le cinq, les accidens parurent diminuer ; le pouls se développa, il fut plein, dilaté & tendant au rebondissement. Par le moyen d'un looch, l'expectoration parut le sept, & dura jusqu'au neuf. Le soir, les crachats se supprimèrent, le pouls se roidit, & fut rebondissant à chaque septième où huitième pulsation. On ordonna la saignée du bras, qu'on n'eut pas le temps de pratiquer ; parce que, lorsque le Chirurgien faisoit ses préparatifs, il survint une hémorragie du nez qui dura plus de deux heures, & qui emporta la douleur de tête. Le dix, le pouls redevint pectoral, l'expectoration se rétablit, & la maladie se termina au quatorzième jour.

Neuvième cas Le pouls est petit, serré, irrégulier, sautillant & rebondissant, dans une fille atteinte d'une fluxion de poitrine, avec crachement de fang. Aux fignes du pouls, l'Obfervateur demande fi cette fille étoit encore réglée : on lui répond qu'on s'étoit apperçu, pour la première fois, le matin du même jour, de quelque léger écoulement ; cet écoulement, quoique très-mqdique, fit ceffer le crachement de fang : le pouls conferva le même caractère : un looch ayant été prefcrit, comme dans les cas précédens, la malade fut cinq ou fix fois à la felle ; les accidens diminuèrent, & le pouls fe développa un peu : on continua l'ufage du looch ; la malade eut encore plufieurs felles, & le pouls étant devenu pectoral, il furvint une expectoration louable qui termina la maladie, à l'aide d'un léger minoratif.

Le dixième cas regarde une prédiction du flux des règles, faite par le moyen du pouls particulier à ce flux.

Dans le onzième, il s'agit d'une fueur critique qui fut prédite par le pouls inég cette inégalité confiftoit en ce que fur dix ou douze pulfations, il en paroiffoit quelquefois deux, quelquefois trois confécutives, & graduées entre elles, plus fortes que les autres.

Enfin la douzième obfervation fait

mention d'un flux d'urines bien plus abondant que de coutume, qui fut reconnu par le pouls propre à cet écoulement. (*De Lavardens, le 7 Mars 1771*).

* L'EXACTITUDE qu'on remarque dans les observations de M. Cortade fait assez voir pourquoi ce Médecin jouit d'une considération non commune dans sa patrie, où il exerce sa profession sous les yeux de M. son pere, ancien & célebre Praticien.

La famille de Messieurs Cortade est une de ces familles de Gascogne, dans lesquelles la Médecine est, pour ainsi dire, héréditaire : M. Cortade le pere est encore en état de rendre des services journaliers : de deux fils Médecins, le cadet Docteur de Montpellier, achève de se rendre digne du nom qu'il porte, & d'acquérir à Paris le complément des connoissances nécessaires, pour suivre les traces de M. son pere.

L'aîné, qui est l'Auteur des Observations que je viens de rapporter, & dont la réputation s'accroît de jour en jour dans sa patrie, partage avec d'autres Médecins savans & expérimentés, les travaux pénibles de l'exercice de l'Art. On peut, sans doute, espérer de nouveaux progrès & de nouvelles observations d'un Médecin appliqué, instruit, sage, de bonnes mœurs, excellent fils & bon citoyen.

Je dois remarquer que Messieurs Cortade habitent une petite ville (Lavardens), peu éloignée de la patrie du fameux Duchesne (*Quercetanus*), Gentilhomme, Médecin & Chymiste, qui fit beaucoup parler de lui dans le dernier siècle : il opposa une vigoureuse résistance aux vivacités de Guy Patin, qui vouloit bannir la Chymie, parce qu'il ne l'entendoit pas, & qui se répandit en injures contre Duchesne, parce qu'il manquoit de bonnes raisons à lui opposer. Guy Patin reprochoit à Duchesne, d'être né dans un pays pauvre & sauvage (l'Armagnac) : c'étoient de petits restes des propos furieux des Ligueurs : c'étoient des traits d'ignorance, qui n'affectèrent jamais les habitans du charmant pays d'Armagnac.

Nº. LII.

Jugement de Monsieur Gualther] Verschuir.

ON trouve dans les *Recherches sur le Pouls* par rapport aux crises, des observations intéressantes touchant les différences qui ont lieu quelquefois dans le pouls des deux côtés, & dans celui des différentes parties du corps. Si lorsque le pouls est rebondissant, il est plus marqué à l'un des carpes qu'à l'autre, cela indique que le sang sortira en plus grande quantité de la narine de ce côté (où le pouls est plus sensible) ...... Les instrumens par lesquels s'opèrent les phénomènes de la menstruation, sont les vaisseaux; car dans le tems de l'appareil de cette fonction, les artères battent d'une façon singulière, & irréguliérement : ces pulsations ont été décrites par M. de Bordeu, qui les a appuyées d'observations; & il nous apprend qu'on peut, par leur moyen, prévoir le flux menstruel..... Le même Auteur observe que dans les femmes groffes, on remarque chaque mois, dans le temps de la menftruation, *un pouls particulier, un pouls irrégulier & plus ou moins rebondiffant;* j'infere de-là, que la nature fait des efforts déterminés pour produire ce flux.....

Par rapport aux directions, aux métaftafes qu'éprouvent les humeurs dans les crifes, nous devons admirer la fagacité des Médecins, qui ont découvert non-feulement les mouvemens particuliers & défordonnés qu'ont alors les artères, mais encore les mouvemens propres & effentiels à l'efpèce de crife qui doit fe faire; de manière qu'on peut, par le moyen de ces mouvemens, ou de ces pulfations, prédire la crife de la maladie, & de quelle nature elle doit être, prédire même le jour & l'heure où elle doit fe faire.... Toutes ces vérités font appuyées du témoignage d'hommes célèbres, des Solano de Luque, des Nihell, des Sénac, des Bordeu, des Michel, des Cox, & d'autres excellens Praticiens. (*G. Forften Verfchuir Differtatio medica inauguralis, de arteriarum & venarum vi irritabili, &c. à Amfterdam,* fans date.

* PERSONNE n'atteignit jamais mieux son but, que l'Auteur de cette Dissertation, où l'on ne peut s'empêcher de reconnoître beaucoup de jugement & un grand fonds d'érudition; où les idées naissent les unes des autres, & se prêtent une force merveilleuse. Mais puisque l'Auteur s'appuie, pour prouver les variétés qui surviennent dans la circulation, des variétés qui s'observent dans le pouls, nous pouvons dire que les circulations diverses qu'il admet, & qu'il fonde sur l'irritabilité exquise des artères & des veines, démontrent l'existence des modifications diverses apperçues dans le pouls.

C'est dommage que M. Verschuir n'ait pas employé ses soins à faire lui-même des découvertes qui n'auroient pas manqué de donner un grand prix à la nouvelle doctrine du pouls, dont ce Savant se montre d'ailleurs assez le partisan.

Il est fâcheux aussi que M. Verschuir n'ait pas connu les réflexions de nos Auteurs, sur les diverses circulations du sang, dont je parlerai ailleurs. Il eût pu en trouver le germe & l'énoncé dans les *Recherches* qu'il cite.

D'ailleurs nous aurions defiré que fa differtation eût été marquée de la date de fon impreffion ; parce que cela eft néceffaire pour la précifion de l'hiftoire de l'Art.

Enfin cette differtation, bien examinée & bien fuivie, paroît faite pour appuyer les opinions de nos Auteurs du pouls, & pour rendre ceux qui n'ont pas affez bien pris garde au fyftême courant de la circulation, moins oppofés aux faits qui conftatent les divers rithmes du pouls, leur poffibilité, leur exiftence, &c.

N°. LIII.

DEUXIÈME JUGEMENT (a) de M. de PICAMILH, Docteur de Montpellier, & Médecin de l'Hôpital de l'Ifle de Rhé.

IL y a plufieurs années que M. de Picamilh eft attaché aux Hôpitaux ; il a fait le voyage de l'Amérique, & la

---

(a) Le premier eft au Tome II, N°. 22, pag. 362.

derrière

dernière Campagne d'Espagne, sous le commandement de M. le Prince de Beauvau. Par-tout il a trouvé des occasions de faire des observations sur le pouls : n'ayant pas le tems de les publier toutes, il se contente de publier celles que je vais rapporter. C'est M. de Picamilh lui-même qui parle, dans une *lettre écrite de l'Isle de Rhé*.

1°. Un Domestique arrive à l'Hôpital, crachant le sang à gros bouillons, avec de la toux; ces accidens s'étoient déclarés le matin du même jour : tandis qu'on en cherchoit la cause, je tâtai le pouls à plusieurs reprises; je ne le trouvai pas portant à l'hémorragie, comme cela devoit être : j'imaginai que le malade pouvoit avoir dans la gorge, quelque sangsue, qui, par sa piquure, occasionnoit l'évacuation du sang (j'avois vu depuis peu des chevaux, dans lesquels on avoit trouvé des sangsues attachées à leur palais) : d'après cette idée, je le fis vomir, & le fis boire beaucoup; il vomit une sangsue, & le sang ne parut plus. Certainement le pouls me servit de principal guide dans ce cas.

2°. J'étois inconnu dans l'Hôpital

Tom. III.   K

d'une ville, où j'allois examinant les malades, avec un de mes amis : je demandai à un d'entre eux, en lui tâtant le pouls, de me faire voir son crachoir, & de me dire si les crachats avoient bien de la peine à sortir (il avoit le pouls, exactement pectoral). Le Soldat surpris me montra ses crachats qui étoient abondans & cuits. Le Médecin en faisant sa visite, tâtant le ventre & parlant de purgatif, le malade lui dit assez vivement, laissez-moi traiter par Monsieur que voilà (en m'indiquant) ; il a connu ma maladie, & il ne l'a pas cherchée au ventre où elle n'est point : on crut d'abord que le malade avoit le délire ; mais il arriva qu'il ne fut pas purgé, & qu'il guérit. J'ose dire que la connoissance du pouls sauva la vie à ce malade, ou qu'elle lui épargna du moins une convalescence longue & traînante.

3°. Je vis un Lieutenant-Colonel, malade depuis quatre jours ; je lui trouvai de la fièvre, un tremblement général des membres, la voix mal assurée, il étoit alarmé & agité, il ne pouvoit reposer. Je fus rassuré par le pouls, que je trouvai intestinal & bien critique, souple, inégal, sautillant, avec quelques intermittences. Je dis au malade qu'il devoit se contenter de boire du petit-lait nitré, & qu'il auroit une diarrhée critique vers le septième jour. Le pouls conserva son caractère pendant le cinq & le six ; il parut ensuite plus expliqué, les intermittences devinrent plus fréquentes : le malade évacua beaucoup le sept, & le jour suivant la crise fut parfaite.

4°. Deux Officiers me recommandèrent chacun leur Domestique, dont l'état les inquiétoit beaucoup : l'un & l'autre avoient un point de côté ; la fièvre, & leurs crachats étoient ensanglantés. J'examinai leur pouls ; je n'y trouvai rien de pectoral, il étoit au contraire stomachique très - décidé, marquant un peu d'irritation : la douleur étoit vive. Je fis faire une saignée à chacun de ces malades ; deux heures après, je leur fis prendre l'émétique, & le soir du même jour, deux verres de casse, avec un peu de sel d'epsom. Les évacuations furent abondantes, & les malades guéris au quatrième jour. J'avois souvent éprouvé cette méthode, & je savois que, dans les fluxions de poitrine & les pleurésies, il est très-ordinaire, quelle que soit l'irritation, de trouver le pouls avec des caractères du pectoral : mais ces signes n'ayant pas lieu dans les deux cas dont je parle, je jugeai en conséquence que l'estomac étoit la seule cause de tous les désordres rapportés.

5°. Je trouvai un Officier, que je n'avois pas vu depuis long-temps, dans un état qui devoit faire craindre la phthisie ; il étoit maigre, décharné, & sans forces ; il avoit la fièvre & de petites sueurs, depuis long-temps ; il se croyoit perdu. Son pouls, tâté à plusieurs reprises, me rassura : je n'y trouvai rien de pectoral, ni rien qui m'indiquât une suppuration interne ; il étoit opiniâtrement fixé au rithme stomachique. Je me livrai à ce que le pouls m'indiquoit ; je fis vomir le malade, il rendit notamment des morceaux gros comme le pouce, qui sembloient être de la viande, dont le malade n'avoit pas mangé depuis trois semaines. Le pouls se développa après l'effet du vomitif : le malade reprit bientôt sa tranquillité d'esprit, ses forces, son appétit & son embonpoint : la fièvre avoit disparu la première.

6°. M. de Saint-Martin, Capitaine au Régiment de Montmort, tomba malade à Cazeres : fa maladie étoit une maladie de langueur, qui avoit l'air de la phthifie pulmonaire , & qu'on traitoit comme telle depuis plufieurs jours. Je lui tâtai le pouls ; je pefai attentivement toutes chofes, & j'affurai qu'il avoit befoin de vomir. Le pouls n'avoit rien de pectoral ; il étoit ftomachique, avec une forte de molleffe remarquable. Quelques heures après mon départ, je vois arriver le Domeftique du malade, qui vint me dire que fon Maître avoit rendu un dépôt. Je vis en effet une jatte pleine d'une matière purulente. D'après un plus mûr examen du pouls , je perfiftai à dire que cette matière étoit venue de l'eftomac, & non du poumon, ou d'une vomique du poumon. Le malade mourut le treizième jour.

Je priai le Commandant (M. de Fourquieu) de permettre l'ouverture du corps. On ouvre la poitrine : les deux poumons font trouvés fains ; l'eftomac étoit fphacelé, & fa membrane interne rongée à l'endroit du dépôt, qui, pour cette raifon, avoit été vomi : or, le pouls m'avoit annoncé, & le lieu de ce dépôt, & l'évacuation ;

& j'avois déclaré ma manière de penfer en public.

7°. Un jeune homme âgé d'environ quatorze ans, fut pris de la fièvre, avec tenfion des hypocondres, des larmes involontaires, des foubrefauts dans les tendons : le pouls étoit capital. Je fis faire une faignée du bras : c'étoit le fecond jour de la maladie. Le lendemain, le pouls s'étoit changé en ftomacal bien clair, bien conftant; je donnai l'émétique qui évacua beaucoup par haut & même par bas : les accidens difparurent. Dès le quatrième jour, le pouls fe développa, il devint irrégulier & intermittent, à-peu-près de trente en trente pulfations. J'annonçai une crife du ventre pour le fept, & ne fis prendre que du petit lait pour boiffon ordinaire. Mêmes accidens le fix, & les intermittences devinrent plus fréquentes, avec des douleurs d'entrailles. Le fept, la diarrhée furvint, elle fut abondante & bilieufe; elle le fut encore davantage vers le neuf; le malade fut bien jugé, & fans rechûte.

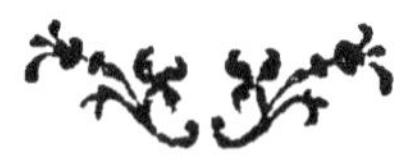

Nº. LIV.

JUGEMENT de Monsieur LA BROUSSE, Docteur en Médecine de la Faculté de Montpellier, & Médecin à Aramon.

EN lisant les aphorismes d'Hippocrate, je m'arrêtai de préférence au quarante-huitième qui dit : *fœtus qui mares sunt, dextrâ ; feminæ siniſtrâ, magis sunt.* Je fus frappé de cette décision, & ayant eu depuis long-tems cet illuſtre vieillard pour guide, je pris la résolution de vérifier le fait. Je le trouvai presque toujours juſte ; je voulus même renchérir ; le hazard, pere des grandes découvertes, me favorisa.

Une Dame, dans le huitième mois de sa groſſeſſe, me pria de lui tâter le pouls ; j'eus l'honneur de lui dire qu'elle portoit son enfant du côté gauche : elle fut surprise de la vérité que je lui soutins : en me l'avouant, je lui annonçai qu'elle feroit une fille. Cette Dame me répondit qu'elle le croyoit ; ayant les mêmes signes que lorſqu'elle en avoit porté d'autres. Elle accoucha, le 25 Octobre 1768, d'une fille, ainsi que je le lui avois prédit.

Il est inutile de rapporter trente observations que j'ai faites depuis sur le même sujet, & dont j'ai communiqué la plus grande partie à la Société Royale des Sciences de Montpellier.

Je divise, à l'imitation des Médecins Chinois, & de quelques modernes, le corps humain en deux moitiés latérales. Je soutiens que le pouls des artères radiales, temporales, &c. est égal en parfaite santé, & qu'en maladie, il est toujours plus fort du côté affecté ou souffrant. J'ai chez moi des observations sûres, qui appuient en cela les recherches de MM. de Bordeu & Fouquet. Le contraire arrive dans les grossesses; il y a le plus souvent une foiblesse dans le pouls, du côté où l'enfant incline davantage : c'est sans doute le compression qu'il occasionne dans les artères du bas-ventre, qui l'a fait sentir dans la radiale du même côté. Ainsi, toutes les fois que vous trouverez le pouls plus foible du côté droit, vous pourrez assurer que la femme portera un mâle, qu'elle sentira le plus souvent peser du même côté ; fi au contraire le pouls eft plus foible du côté gauche, ce fera une fille......

Il arrive quelquefois que la femme groffe ne fent point le fœtus incliner d'aucun côté, ou même du côté oppofé ; mais le pouls, par fa petiteffe, marque toujours la vérité de ma découverte. Dans le cas où le Médecin ne trouvera aucune différence dans les deux pouls (ce qui eft rare), l'enfant n'inclinera d'aucun côté, & pour lors on ne pourra pas prononcer fur fon efpèce.

Quoique le placenta ait été trouvé adhérent à toutes les parois de la matrice, par divers Accoucheurs, je crois que le cordon prête affez, pour permettre au fœtus le plus fouvent de pencher. On peut donc fuivre ma règle depuis le troifième mois de la groffeffe jufqu'au dernier ; c'eft-à-dire, jufqu'au moment de la culbute de l'enfant. Je croyois autrefois ne pouvoir la fuivre qu'au fixième mois : j'ai fait des expériences depuis mon Mémoire, envoyé à Montpellier, qui prouvent le contraire. Je n'en rapporterai qu'une.

Je demandai à tâter le pouls d'une Dame de Beaucaire, qui étoit dans le troisième mois de sa grossesse ; je lui prédis qu'elle feroit une fille, dont elle est accouchée depuis peu. Elle m'assura qu'elle connoîtroit si elle étoit dans son sixième mois. Quand je porte un garçon, me dif-elle, mon ventre se gonfle peu-à-peu, pendant quelques momens ; après quoi il remue fortement. Si c'est une fille, mon ventre ne se gonfle pas ; mais l'enfant trépigne, en imitant le mouvement d'une fourmi. J'ai parlé à plusieurs autres femmes, qui m'ont assuré avoir les mêmes symptomes dans leur sixième mois. Voilà donc mon pouls d'accord avec la nature. Je cherche maintenant, dans le cas d'enfans jumeaux, ou de superfœtation, quelques signes particuliers dans le pouls, qui me fassent connoître ces accidens. (*Journal Encyclopédique*, *année 1770*, Tome V, Partie II.

Réflexions de l'Editeur.

IL seroit à souhaiter que les Observateurs se partageassent les diverses branches de la pulsimantie. M. la Brousse s'attache à une partie, dont le fonds de la doctrine du pouls pourroit se passer : mais elle aura acquis un nou-

veau luftre, lorfque ce Médecin aura
rempli la tâche qu'il s'eft courageu-
fement impofée, vis - à - vis du public. Je me contente de préfenter à
cet Obfervateur, non moins zélé, que
bien inftruit, l'extrait d'un manufcrit
que j'ai fous les yeux, & que d'autres
que moi ont vu il y a quelques années.

» « Notæ fætûs mafculi ac fæminæ.
» *Hippocrates* & alii quidam, Maris
» notam effe dixerunt, fi prægnans fit
» benè colorata, & ad motum facilis,
» fi dextra mamma amplior, & præ-
» fertim papilla fit : contrà verò palli-
» dus color, finiftraque mamma, ac
» papilla, tumidior, femellæ indicium
» eft. Sed & in mafculi conceptu,
» dextræ partis vafa, venæ ac arteriæ,
» magis intumefcunt, præfertim fub
» lingua : ac in femellæ conceptu, con-
» trarium apparet. Aiunt etiam papil-
» las, in fæminæ conceptu, deorsùm
» nutare ; in mafculi verò fursùm ten-
» dere. Sed & lac prægnantis, aquæ
» inftillatum, fi fætus femella fit, divel-
» li ac detrahi ; fi verò mafculus, in
» fuperficie fubfiftere. Certiffimum ve-
» rò, minimèque fallax, mafculi fætùs
» fignum eft, fi prægnans dextræ manûs

» pulſum validiorem, velociorem, ma-
» joremque ac duriorem habuerit; &
» vice verſa in fæmella (*a*).

» Quel plaiſir pour les reſtaurateurs
» de la doctrine du pouls, de trouver
» que les anciens s'en étoient occupés
» au point d'en venir à la queſtion
» qu'Aetius agite dans ce Chapitre!
» Quel plaiſir ne ſeroit ce pas encore
» pour eux, ſi les nouvelles obſerva-
» tions, qu'ils ſont à portée de faire,
» pouvoient leur aſſujettir l'hiſtoire des
» groſſeſſes, comme elles leur ont aſſu-
» jetti les évacuations critiques, &c.
» Je crois que les Chinois qui ont auſſi
» traité ces ſortes de matières, diſent
» le contraire d'Aetius ; ſavoir, que les
» garçons ſont à gauche, &c. J'ai con-
» ſulté l'obſervation.

» Quoiqu'il ſoit vrai que l'opinion
» d'Hippocrate a reçu un grand échec,
» par les expériences qui ont été faites
» ſur les animaux, dont la matrice eſt
» partagée en deux cornes, & qu'on ait
» dit que les petits mâles & les petites
» femelles ſe trouvent indifféremment
» à droite & à gauche, quoique j'aie
» cru appercevoir moi-même que les

―――――――――

(*a*) *Aët. Tetr. Serm. IV. Cap. IX.*

» mâles changent quelquefois la situa-
» tion de la matrice, en la portant
» du côté gauche : il eſt vrai auſſi qu'en
» général la règle d'Hippocrate ſe trou-
» ve juſte : elle a, ſans doute, des excep-
» tions ; mais on n'eſt pas encore en
» état de pouvoir les déterminer.

» J'ai de même vérifié (non ſans
» trouver des cas différens qui m'arrê-
» toient) le fait concernant les mam-
» melles , & les marques des deux cô-
» tés , des bras & de la langue : j'ai
» fort ſouvent vu des dépôts au ſein,
» à la cuiſſe, à la poitrine, du côté
» gauche, dans les femmes groſſes de
» filles ; & du côté droit dans des groſ-
» ſeſſes de garçons. J'ai vu aſſez d'exem-
» ples de cette ſorte, pour penſer que
» la choſe mérite quelque attention.

» Je ſuis au moins certain, que,
» très-ordinairement, les femmes groſ-
» ſes ont les pouls des deux côtés iné-
» gaux : j'ai vérifié & confirmé ce fait
» ſur des femmes, dont je connoiſſois
» le pouls avant leur groſſeſſe. Cette
» inégalité peut-elle ſervir pour con-
» noître, 1°. l'endroit de la matrice,
» où le délivre eſt attaché, où l'enfant
» eſt porté, 2°. le ſexe de l'enfant ?

» Je ne doute preſque pas de la poſ-

» fibilité du premier objet, qui s'ac-
» corde fort avec les règles ordinaires
» du pouls, avec les grandes divisions
» du corps, par lesquelles il est établi,
» que le pouls droit & le gauche indi-
» quent une irritation intérieure, cha-
» cun dans leur côté respectif; c'est-à-
» dire, que le pouls droit est plus gêné,
» plus irrité, lorsque le foie, le pou-
» mon, &c. du même côté, sont af-
» fectés; & réciproquement.

» Une femme grosse de cinq mois,
» sujette, lorsqu'elle étoit fille, à des
» douleurs fixes vers le *cæcum*, & toutes
» ses appartenances, éprouve, pendant
» sa grossesse, des attaques de ces
» mêmes douleurs : la mamelle du
» côté droit a fort peu de lait ; tandis
» que l'autre en verse abondamment.
» (C'est ainsi que j'ai vu des Nourrices
» perdre le lait d'une seule mamelle,
» dans des maladies dont le siège étoit
» du côté de la mamelle qui se flé-
» trissoit). Cette femme accoucha d'une
» fille. J'ai vu aussi des femmes qui
» éprouvoient une irritation forte du
» côté gauche de la matrice, & qui
» conservoient leur lait de ce côté qui
» étoit affecté, plus long-tems que de
» l'autre, &c.

» Une femme accouchée d'une fille,
» eut beaucoup plus de lait à la ma-
» melle gauche, qu'à la droite; & pen-
» dant le cours de la couche, il se fit
» un dépôt à la corne gauche de la
» matrice.

» Une femme qui avoit mis au monde
» trois enfans mâles, dans trois cou-
» ches différentes, redevint grosse : elle
» éprouva des accidens auxquels elle
» n'étoit point accoutumée; une des
» grosses veines de son bras gauche
» s'engorgea, & devint très-variqueuse,
» elle accoucha d'une fille.

» Une femme grosse éprouve de
» vives douleurs du côté droit; le pouls
» de ce côté est plus sec, plus uté-
» rin, plus tendu, plus intérieur que
» le gauche : cette femme accouche
» d'un garçon.

» Ayant senti un resserrement par-
» ticulier, avec une disposition à des
» rebondissemens passagers, dans le
» pouls droit d'une femme grosse d'en-
» viron neuf mois (signes que je ne
» trouvai pas dans le pouls gauche),
» j'annonçai un garçon : mon pronostic
» fut confirmé par l'événement; j'en
» ai fait depuis de pareils, qui se sont
» trouvés aussi justes.

» J'ai fenti, quelques jours avant
» l'accouchement, une forte d'état fié-
» vreux dans le pouls, avec de la ten-
» fion, du refferrement, quelques re-
» bondiffemens peu expliqués : j'ai an-
» noncé un accouchement prochain,
» qui eft arrivé, contre l'attente de la
» mère & de l'Accoucheur.

» En général, le pouls m'a paru de-
» venir fiévreux, inégal, irrégulier,
» dur, tendant au rebondiffement, à
» proportion que l'accouchement ap-
» proche. J'ai auffi apperçu, aux ap-
» proches de l'accouchement, que le
» pouls change quelquefois, au point
» que celui qui, pendant le cours de
» la groffeffe, avoit paru le moins ex-
» pliqué, le plus ferré, le plus obfcur,
» s'élève, & prend plus décidément
» les caractères du pouls de la matrice;
» comme fi, pendant tout le cours de la
» groffeffe, le pouls du côté qui eft le
» plus irrité par l'enfant & le placen-
» ta demeuroit convulfif, égal, ferré,
» & devenoit excréteur des règles,
» plus évidemment que l'autre, aux
» approches de l'accouchement.

» C'eft de cette difpofition à l'ex-
» crétion, plus ou moins éloignée,
» que je prends mes caractères, pour

» décider le sexe : cependant je m'y
» suis trompé, & précisément dans
» plusieurs cas où le pouls me paroissoit
» le plus excréteur, le plus utérin : je
» veux dire que lorsque le pouls droit
» d'une femme grosse m'annonçoit les
» règles plus que le gauche, je disois
» & devois dire, c'est un garçon ; cette
» règle m'a trompé ; elle m'a aussi fait
» prédire juste.

» J'examine une fille soupçonnée de
» libertinage : je trouve le pouls droit
» fiévreux, tendu, fréquent, avec quel-
» ques rebondissemens, plus marqués
» du côté droit que du gauche, où le
» pouls est moins fixé au caractère
» inférieur. Je prononce que cette
» fille est grosse, & grosse d'un
» garçon. L'événement justifie mon
» pronostic.

» Vers le quatrième mois d'une grof-
» fesse, & dans son cours, je trouve
» le pouls droit plus inégal, moins dé-
» veloppé, plus tendu, plus redoublé,
» plus inférieur que le gauche. Je dis
» d'après ce signe, que la grossesse est
» d'un garçon ; la chose se trouve vraie :
» pendant tout le cours de la couche :
» le pouls droit conserva son caractère
» particulier, & il se développoit plus

» fenfiblement que le gauche, lors de
» l'abondance des vuidanges.

» Une jeune femme mourut en cou-
» che : elle fe plaignoit pendant les
» derniers mois de fa groffeffe, d'un
» engourdiffement & d'une foibleffe
» confidérables au bras gauche : le pouls
» de ce côté, étoit moins évident, plus
» tendu, plus irrité que le droit. La
» femme étoit accouchée d'une fille ;
» & pendant la maladie qu'elle eut
» dans fes couches, le côté gauche de
» la matrice étoit beaucoup plus en-
» gorgé, plus tendu, plus douloureux
» que le droit.

Addition depuis la fin de 1770.

» J'apprends ce que M. la Brouffe
» a publié dans le Journal Encyclopé-
» dique de cette année : il eft bien
» plus avancé que moi : mes idées fur
» l'hiftoire du pouls de la groffeffe, fe
» réveillent & s'éclairciffent ; je pour-
» fuis mes obfervations, aidé de celles
» de M. la Brouffe.

» Une femme éprouve un chagrin
» vif au dernier mois de fa groffeffe ;
» elle fent quelques douleurs paffa-
» gères, comme pour accoucher : je

» tâte le pouls dans ce moment, &
» je ne le tâtai plus depuis ; le pouls
» droit étoit évidemment plus large,
» plus dur, plus tendu, avec quelque
» chose de rebondissant, portant aux
» règles, le gauche étoit fensiblement
» plus petit, affez égal & fouple, trois
» jours après, cette femme accouche
» d'un garçon. Eft-ce que les appro-
» ches de l'accouchement donneroient
» au pouls la modification des règles ;
» & lorfque l'accouchement eft bien pro-
» chain, ce caractère du pouls fe mon-
» tre-t-il mieux dans le côté, qui pendant
» la groffeffe étoit le plus ferré, le
» plus irrité ? il faudroit donc diftin-
» guer les tems plus ou moins pro-
» chains de la couche, pour le juge-
» ment du pouls des groffeffes, eu
» égard au fexe de l'enfant ? J'héfite
» fur ces objets, d'après mes obferva-
» tions antérieures.

» Une femme groffe fouffre fi pro-
» digieufement des reins, aux appro-
» ches de l'accouchement, qu'on eft
» obligé de la baigner. Ce remède
» favorife l'ouverture de la matrice ;
» le fondement eft fort gonflé par les
» hémorroïdes : dans ce moment, le
» pouls droit eft fenfiblement plus

» ferré, plus égal, plus convulfif que
» le gauche ; celui-ci eft plus brouillé,
» moins égal. La femme accouche d'un
» garçon.

» Quelques jours avant la fin du
» huitième mois de la groffeffe, le
» pouls droit eft fenfiblement plus ferré
» que le gauche, plus tendu, plus pe-
» tit ; on diroit que la colonne de fang
» eft arrêtée dans ce côté, & qu'elle
» coule plus librement dans le gauche :
» la femme accouche d'un garçon. Le
» pouls droit conferve à-peu-près le
» même rithme pendant la couche.

» Une jeune femme, enceinte pour
» la troifième fois (cinq ou fix jours
» avant fa couche, & fentant déjà du
» mal-aife, & de la difpofition à ac-
» coucher), a le pouls gauche plus
» foible, plus petit que le droit ; elle
» accouche d'une fille : on eût dit que
» le pouls gauche étoit étranglé par
» une ligature.

» J'affifte à l'accouchement d'une
» jeune femme, dont le pouls droit
» fe perd, & devient intermittent &
» très-foible, pendant les attaques des
» douleurs ; le pouls gauche fe foutient
» mieux : la femme accouche d'un gar-
» çon. Le pouls droit paroiffoit en-

» core plus étranglé que ne l'étoit le
» gauche dans le cas précédent.

» Je suis grosse de deux enfans, me
» dit une femme très-bien constituée,
» & qui est presqu'au terme : les deux
» pouls sont, autant que j'en puis ju-
» ger, parfaitement égaux, tendant
» l'un & l'autre à l'évacuation des rè-
» gles. Cette femme accouche de deux
» jumeaux.

» Je ne puis trouver aucune diffé-
» rence, dans les deux pouls d'une
» femme, grosse d'environ deux mois :
» elle fait une fausse couche ; l'enfant
» est à peine formé, il avoit été arrêté
» dans son accroissement : mais le pla-
» centa est précisément comme une
» bourse, comme une calotte, qui re-
» présentoit toute la face interne de
» la matrice, qu'elle tapissoit en entier ».

* ON adresse ceci à M. la Brousse ;
c'est un hommage qu'on lui rend : c'est
à lui de débrouiller toutes les questions qu'on peut proposer sur cette
matière, qui paroît demander beaucoup de tems & d'observations, pour
être entiérement éclaircie. Le pouls
n'est-il pas plus propre à faire connoître le côté de la matrice, auquel

le placenta eft attaché, ou fur lequel l'enfant porte principalement, qu'à indiquer le fexe de l'enfant?

En fecond lieu, n'eft-il pas nécef-faire, pour bien connoître tout ce qui peut avoir trait au pouls de la grof-feffe, de diftinguer dans celle-ci diffé-rens tems; par exemple, 1°. le tems de l'irritation qui eft celui où la ma-trice s'occupe à prendre fes aifances, fon affiette & fa tranquillité, pendant que tous les vifcères, fur-tout l'efto-mac, font éminemment irrités: 2°. celui de l'accroiffement, efpèce d'état de maturation, pendant lequel l'action de l'enfant fur la matrice, paroît être la plus complette, la moins croifée par les vifcères, qui jouiffent d'une forte de tranquillité: 3°. le tems de l'excré-tion, pendant que les approches de la couche modifient le pouls, le rendent femblable à celui des règles, & qu'il arrive des accidens, tels que les dou-leurs, la plénitude & fes effets, qui peuvent auffi fe peindre par le pouls?

Enfin, ces trois tems ne pourroient-ils pas être différens, & reconnoître des accidens diffemblables, fuivant le tempérament des femmes, leurs excès, la tranquillité de leur ame, les embarras des viſcères, &c. &c. ? Tout cela eſt-il calculable ? ces différences peuvent-elles être réduites à des claſſes ?

Il eſt bien plus difficile de ſaiſir les caractères du pouls, dans ces cas, que dans des cas de fièvres & de maladies bien décidées, où la nature explique & étale ſes opérations. Il y a des femmes dans leſquelles la groſſeur ou la largeur reſpective des deux pouls varie. Les femmes des villes ont auſſi un fonds de ſenſibilité & de variabilité dans leur pouls, qui mérite beaucoup d'attention, &c.

Laiſſons faire M. la Brouſſe, & encourageons-le dans ſon travail. Il ſeroit à deſirer que les Obſervateurs s'occupaſſent de l'objet, non moins curieux qu'intéreſſant, dont s'occupe ce Médecin, qui a voulu les réveiller, en publiant ſa diſſertation dans le Journal Encyclopédique ; lorſqu'elle parut, quelqu'un ſongeoit à propoſer dans un Journal, l'explication du paſſage d'Aetius, qu'il faudra comparer avec les idées des Chinois.

Suite de l'article de M. la Brouſſe.

Ce que nous venons de rapporter touchant M. la Brouſſe, avoit paſſé ſous les yeux du Cenſeur, lorſque le syftême entier de ce Médecin a paru dans le Journal de Médecine. Le fonds de ce fyftême refte toujours le même ; l'Auteur a feulement ajouté de nouvelles Obfervations aux premières.

J'ai déja dit que d'autres que M. la Brouffe, avoient penfé au commentaire du paffage d'Aetius, & à l'examen de l'opinion d'Hippocrate. J'ajouterai que les obfervations me paroiffent d'autant plus difficiles à faire, & à confirmer fur cet objet, qu'en fuivant la méthode de M. la Brouffe, ou une autre méthode contraire, on rencontrera jufte la moitié du tems ; puifqu'il naît à-peu-près autant de filles que de garçons. Ainfi on peut être affuré & gager même de voir fouvent juftifier fon pronoftic, en annonçant une fille, ou un garçon ; on aura toujours plufieurs obfervations favorables pour foi ; il pourra auffi fe faire que, par un heureux hafard, l'Obfervateur prédife avec jufteffe un grand nombre de fois de fuite.

De combien de manières ne peut-on pas retourner cette remarque qui fe préfente très-naturellement, & qui dégoûtera peut-être du defir de fe mettre à obferver ? Avec quelles exclamations, avec quels *cachinnes* ne va-t-on

pas

voudroit ajouter au tronc de l'Art spygmique ?

Il faut espérer que ce savant Médecin ne se rebutera point, & ne s'étonnera même pas de tous les traits qu'on pourra lui lancer. Il s'agit, au fonds, de juger l'opinion de quelques Anciens, si clairement présentée par Aetius, & qui, après tout, est la même que celle d'Hippocrate : le respect dû à cet homme immortel, intéressera sans doute assez les Sages, pour qu'ils contiennent la *tourbe* des critiques.

M. la Brousse trouvera dans ce que j'ai rapporté, de quoi éclaircir son opinion ; il rendra un grand service, s'il parvient à donner à cette opinion, tout le poids, toute la force, dont elle est susceptible : on doit croire que les Observateurs ne manqueront pas de l'aider de leurs lumières. Il n'oubliera pas, & la retenue avec laquelle Hippocrate a énoncé son aphorisme (*Aphor. 48. Libr.* 5 : parallèle du quarante-deuxième aphorisme du même livre, *sur la couleur des femmes grosses*), & ce que les Commentateurs en ont dit. Suivant cet aphorisme, *ordinairement* les garçons sont à droite, & les filles à gauche, *magis, ut plurimum* (*Mallon*).

Tome III.   L

Hippocrate avoit donc senti qu'il y a des exceptions à faire à sa règle : ces exceptions ont été connues de ses Commentateurs, notamment du sage Houllier, qui a dit en conséquence, *hoc signum non est perpetuò verum*, & qui a restraint, au sujet du pouls, la règle trop généralisée par Aetius. *Hic aphorismus*, dit Liebault dans ses additions au commentaire de Houllier, *de his intelligendus, quæ fiunt ut plurimum.* Houllier a dit aussi : *hæc sententia est eorum quæ magna ex parte occidunt :* il ajoute que Parménide & Empédocle étoient de l'opinion d'Hippocrate. Enfin il rappelle pour l'explication de ce phénomène, un passage du sixième livre des Epidémies, & le sentiment d'Aristote. Je vais rapporter le passage des Epidémies.

« E directo, & laterum & præcor-
» diorum intensiones, & splenis eleva-
» tiones, & è naribus eruptiones, &
» aures è directo. Horum plurima etiam
» ad oculos. Utrum igitur omnia? Aut
» quæ quidem ex infernis sursùm è
» directo : qualia sunt quæ juxta ma-
» xillas, aut circà oculum, aut aurem.
» Quæ verò ex supernis deorsùm, non
» è directo. Atqui & anginosi rubores,

» & laterum dolores è directo ; aut
» etiam quæ infrà hepar funt, ex fu-
» pernis diftributa, velùt in teftes &
» varices. Confideranda funt hæc, quò,
» & undè, & propter quid.... »

Toutes ces vérités, affez bien connues des Anciens, avoient vieilli chez
les Modernes : le fyftême de la circulation ne s'accommodoit pas de
toutes ces communications entre les
parties du même côté, &c. L'Auteur
des Recherches a rendu Hippocrate in-
telligible, & il a rétabli l'honneur des
Anciens, dont notre fiècle s'étoit mo-
qué jufqu'à l'indécence.

Ariftote (*de generat. animal. Libr.* 4).
prétendoit que Démocrite, Empédocle
& quelques autres, s'étoient trompés
fur la caufe de la génération des mâles
& des femelles: (leurs opinions & leurs
explications avoient du rapport avec
celles de M. la Brouffe).

« Sæpe numerò evenit, *dit Ariftote*,
» ut eâdem in parte uteri, gemini,
» mas & fœmina, generentur : idque
» fatis infpeximus in diffectionibus ani-
» malium, viviparorum, tum pedef-
» trium, tum pifcium. Quæ fi ille (De-
» mocritus) non confpexerat, meritò
» errabat... ùt retulimus ; & fœmina,

» parte uteri dextrâ, contineri visa est,
» & mas, læva ; & ambo, eadem in
» parte, idque non semel, sed sæpius
» quàm aut mas in dextra , & fœmina
» in læva... atque etiam cum gemini,
» mas & fœmina, gestarentur, marem
» in læva, fœminam in dextra, conti-
» neri perspectum est.... Aliqui persuasi
» dicunt, teste præligato dextro, eve-
» nire, per coitum, ut fœmina gene-
» retur, & præligato sinistro, ut mas
» generetur : sic enim & Leophanes
» dicebat : tum etiam exectis alterum
» testem, hoc idem accidere, quidam
» aiunt, non verè : sed rem conjec-
» tantur futuram ex consentaneis, at-
» que anticipant, quasi ita sit, priuf-
» quam ità fieri videant.... &c. ».

Il s'agit donc de mettre Aristote
d'accord avec Hippocrate & Démocrite : il s'agit de revoir tout ce qu'ont
dit sur cette matière les Commentateurs d'Hippocrate : il faut enfin revoir
& examiner de nouveau les expériences
& les discussions de quelques Modernes
sur la même question. Telle est la tâche
que M. la Brousse s'est courageusement
imposée, & dont il ne peut manquer
de se bien acquitter.

N°. LV.

*Jugement de Monsieur MALRIEU,
Docteur de la Faculté de Montpellier,
& Médecin en Albigeois.*

C'EST principalement par le pouls, qu'on estime dans les maladies la quantité des forces vitales... C'est à sa faveur qu'on force, pour ainsi dire, la nature à faire l'aveu de ses maux, de ses dangers, de son travail, de ses ressources & de ses vues.... Les Anciens ont décrit une multitude de pouls inégaux, avec un appareil embarrassant & inutile...

Le pouls dicrotus.... ou rebondissant, est remarquable dans les maladies des organes situés au-dessus du diaphragme, & dans celles où les hémorragies sont les plus fréquentes, telles que la léthargie & la frénésie : ce qui avoit été observé par Galien, qui, malgré tous les reproches qu'on peut lui faire, sur ses subtilités, sa prolixité & ses nomenclatures, auroit cependant mérité l'immortalité par ses seuls ouvrages du pouls. Le rebondissement du pouls est, suivant les Modernes, le caractère précurseur des hémorragies quelconques....

Le pouls ondoyant.... a quelque analogie avec le pouls rebondissant; il arrive aussi dans les maladies des parties supérieures au diaphragme, sur-tout dans celles du poumon.... Le pouls myure répand quelquefois de vaines alarmes; c'est sur-tout lorsque les pulsations conservent de la force & de la grandeur.

Une dame âgée de 30 ans... eut dans une fièvre maligne, & pendant une quinzaine de jours, le pouls semblable à celui que Galien appelle myure récurrent: il décroissoit pendant trois pulsations; de manière que la première étoit forte & développée, la seconde plus resserrée & moins arrondie, la troisième plus petite & plus foible. La solution de la maladie fut nerveuse, & se fit lentement & sans autre excrétion apparente, que celles des urines qui déposoient un sédiment assez bien cuit...

L'intermittence du pouls.... a perdu sous les doigts de Solano & de ses illustres imitateurs, une partie de ce qu'elle avoit eu de terrible jusqu'à ce siècle, elle est sur-tout fréquente dans les maladies des premières voies.... Dans les maladies fort graves, le pouls semblable au naturel, marque la langueur des forces vitales... Il eſt bon de remarquer qu'il arrive des cas qui démentent toutes les règles.... Pluſieurs Médecins ont travaillé, depuis vingt ans, à établir de nouveaux ſignes critiques, ſur le rithme du pouls.... Solano qui a ouvert cette carrière en Eſpagne, a fait des règles trop poſitives en trop généraliſant des cas particuliers....

Il m'a paru que la connoiſſance des divers caractères du pouls, ſert ſouvent à découvrir la direction des mouvemens critiques, & l'émonctoire vers lequel les humeurs ſont déterminées, & à raſſurer, dans bien des cas, contre les alarmes que peuvent inſpirer certaines inégalités du pouls.... Le pouls eſt plus grand & plus développé, quand les humeurs tendent vers les parties extérieures : il eſt au contraire petit & reſſerré, lorſque les évacuations critiques doivent ſe faire par les couloirs des parties internes.... Le dernier malade dans lequel j'ai obſervé le pouls rebondiſſant, avoit une fièvre double tierce, rémittente, & un rebondiſſement à chaque pulſation.... je dis qu'on me fit ſavoir le lendemain s'il y avoit eu de ſaignement de nez.... On m'apprit que le malade avoit mouché un peu de fang, & qu'il avoit eu le fur-lendemain une petite hémorragie. On obferve pourtant beaucoup d'hémorragies critiques, fans les réduplications du pouls, il eft le plus fouvent plein, véhément, tendu, fréquent, élevé, faillant, comme Galien l'a enfeigné.....

Le pouls précurfeur de la fueur, eft grand, fouple & inégal ; plufieurs de fes pulfations vont en augmentant... Pendant le prélude de la diarrhée critique, on remarque fréquemment que le pouls eft médiocrement développé, fouvent inégal dans fa force & fa grandeur, & dans les diftances de fes pulfations, toujours irrégulier dans fes inégalités, & quelquefois intermittent...

Les urines critiques font annoncées par un pouls qui eft, fuivant M. de Bordeu, l'inverfe de la fueur, ferré, inégal ; de manière que fes pulfations vont en diminuant... (tel étoit le pouls de la dame dont il a été fait mention ci-deffus)....

On obferve dans le pouls hémorroïdal, un peu de roideur & d'inégalité... une forte de profondeur & de tremblotement, &, de tems en tems, quelques réduplications... L'inégalité, la

roideur, la concentration du pouls....
indiquent le vomiſſement.... Le pouls
mol & aiſé, avec quelques inégalités
ſemblables à une ſorte d'ondulation,
annoncent l'expectoration, &c. (*Les
Préſages de la ſanté.... ou Hiſtoire des
ſignes Pronoſtics........ A Paris, chez
Briaſſon, 1770*).

* TELLE eſt la manière élégante &
inſtructive dont M. Malrieu s'exprime.
Le plan, l'objet, & l'exécution de ſon
ouvrage, forment, à mon avis, l'enſemble le plus ſage, le mieux ordonné, &
le plus utile pour les progrès de l'Art.
Il eût manqué quelque choſe à cet ouvrage, qui contient les vérités les plus
précieuſes de l'Antiquité, ſi le pouls
n'y eût pas été traité comme les autres
queſtions.

J'aime bien que M. Malrieu rende
juſtice à Galien, & qu'il le venge, par
exemple, de la critique de M. de Haen,
qui n'a pas ſenti la beauté des ouvrages
de ce célèbre Médecin ſur le pouls.
J'aime que M. Malrieu ait le courage
de ne pas cacher, qu'il y a des cas dans
leſquels le pouls eſt muet, & qu'il ne
ſe prête pas aux modifications critiques
qu'il ſuit ordinairement : cet aveu.

prouve qu'il a étudié & fuivi le pouls, & qu'il a vérifié les exceptions que Solano & l'Auteur des Recherches ont. faites à leurs règles.

J'aime enfin que M. Malrieu ne fépare point, lorfqu'il s'agit de prédire une crife, les fymptomes ordinaires, répandus dans les bons livres, des modifications du pouls; qu'il n'attende pas de ces dernières plus qu'elles ne peuvent tenir.

« Quel que foit (dit l'Auteur des » Recherches, Tom. I. pag. 15.), l'ufage » qu'on peut faire du pouls, pour juger » de la nature & des événemens des » maladies, il ne faut pas penfer qu'on » doive s'en tenir uniquement au pouls, » pour porter ces jugemens; il faut, à » l'exemple de tous les Médecins, raf- » fembler, lorfqu'on juge de l'état d'une » maladie, tous les fymptomes, & pe- » fer toutes les circonftances; dans com- » bien d'écueils ne tomberoit-on pas, » fans cette précaution »?

Il n'eft, je crois, rien de plus clair que cette déclaration formelle. On trouve cependant des foi-difans Critiques, qui aiment à publier que les partifans du pouls attendent tout de la doctrine fpygmique; qu'ils ne confultent qu'elle, qu'ils négligent les autres symptomes des maladies, & leur hif-toire, & l'emploi & l'application des remèdes. Vains & puérils efforts d'un fonds d'amour-propre vivement bleffé ! Les partifans du pouls étudient toutes les branches de la Médecine, par une raifon bien fimple : ils ne peuvent con-fulter ce figne avec attention, fans fuivre tous les autres, fans noter fcru-puleufement tous les accidens appa-rens : c'eft donc leur faire injuftice, que de répandre que leur attachement au pouls, les rend inhabiles à toute autre chofe.

Auroit-on, fans les ouvrages de nos Modernes, pu même concevoir un pro-jet femblable à celui de M. Malrieu ? Il relève finguliérement l'Art du pro-noftic, qui étoit, pour ainfi dire, tombé dans l'oubli, avant les Recher-ches & une foule d'ouvrages qui les ont fuivies. Quelqu'un ne fe donnera-t-il pas le plaifir de comparer les ma-tières dont on s'occupoit, il y a trente ans, en France, fur le fait de la Mé-decine, avec celles dont on s'occupe aujourd'hui ? D'où vient cette heureufe révolution qui s'eft faite ? il faut, pour en pénétrer les raifons, fe tranfporter au tems où nos traités du pouls virent le jour pour la première fois : quelle rumeur n'excitèrent-ils pas ?

Aujourd'hui on s'accoutume, peu-à-peu, à l'examen de plusieurs questions qui faisoient trembler ceux qui les proposèrent les premiers : il falloit voir les efforts & la résistance de la commune traditive, étayée de l'autorité de ceux qui régnoient alors sur l'esprit du public. Tout a changé de face aujourd'hui : nos ouvrages reçoivent de jour en jour de nouveaux appuis : j'ose dire que celui de M. Malrieu est un des plus précieux & des plus propres à produire la réforme générale, à répandre le goût de la véritable Médecine Hippocratique, qui consiste, sur-tout, dans la science du pronostic. Lui seul distingue le vrai Médecin d'un donneur de drogues, bannal, & à gages, qui n'a d'autre objet en vue que celui de son commerce, & qui fait de la Médecine un Art vil & mercénaire.

De quoi votre nouvelle science guérit-elle, vous répète-t-on platement ! Nous répondrions volontiers : elle guérit de la foiblesse dont on fait l'aveu, en se fiant à vos drogues & à vos discours.

Nº. LVI.

JUGEMENT de Monsieur ROUX, Docteur-Régent de la Faculté de Paris, au sujet de l'Essai sur le pouls de M. Fouquet, Docteur de la Faculté de Montpellier.

LES Médecins conviennent assez unanimement, que de tous les signes qui peuvent les diriger dans leur pratique, le pouls est celui dont ils tirent les indications les plus sûres : malgré cela, on est torcé d'avouer que, chez plus d'un Praticien, l'observation de ce phénomène n'est qu'un manuel stérile, & si nous osons le dire, de pure cérémonie... Un petit nombre de Sages, placés souvent à des distances trop éloignées, ont eu le courage de résister au torrent de leur siècle, de marcher sur les traces d'Hippocrate, & de s'en tenir à l'observation : c'est à eux seuls qu'on doit les progrès que la pratique a faits pendant cette longue suite de siècles, qui se font écoulés entre ce Père de la Médecine & nous.

L'obſervation du pouls n'a pas été moins négligée, que les autres branches de la Séméiotique : Hippocrate lui-même n'en a fait preſqu'aucun uſage. Après ce grand homme, Praxagore, Hérophile, Eraſiſtrate, Archigène, en firent l'objet de leurs Recherches : mais Galien eſt, de tous les Médecins de l'antiquité, celui qui s'eſt le plus diſtingué dans la connoiſſance de ce ſigne ; il l'a réduite en ſyſtême, & en a fait un corps de doctrine qu'il n'a pas toujours fondé ſur l'obſervation ; mais qui, malgré cela, a été adoptée, ſans réſerve, par preſque tous les Praticiens, juſqu'à la découverte de la circulation du ſang.

On trouve, il eſt vrai, dans ce long eſpace de tems, quelques Ecrivains qui ont enrichi les découvertes de Galien, de leurs obſervations particulières ; tels ſont Aetius d'Amidène, Actuarius, Struthius, célèbre Praticien à Padoue, Zéchius, Profeſſeur à Bologne, & quelques autres Médecins d'un très-grand nom, mais le fonds de la doctrine reſta toujours le même. Les Chymiſtes & les Méchaniciens, qui envahirent la Médecine, à la chûte du Galéniſme, anéantirent preſque entiérement la doctrine du pouls, ſous prétexte de la ſimplifier.

Il étoit réservé à un Médecin Espagnol (Dom Solano de Luques), ou plutôt à M. de Bordeu, Médecin des Facultés de Paris & de Montpellier, d'ouvrir une nouvelle carrière dans ce genre d'observations.... Les observations de M. Michel, Médecin de la Faculté de Montpellier, & celles de plusieurs autres Praticiens, consignées dans les Journaux de Médecine, ont suffisamment confirmé la doctrine de l'Auteur des *Recherches*.

On connoît cette division si lumineuse, que M. de Bordeu a faite du pouls, en *critique*, & en non *critique :* on sait que son ouvrage avoit principalement pour but de faire connoître les différentes espèces de pouls qui annoncent les évacuations critiques, & les émonctoires par lesquelles elles devoient se faire, & que, s'il a traité du pouls non critique ou d'irritation, il ne l'a envisagé que relativement au pronostic. Ce n'est pas qu'il n'eût vu que ce pouls d'irritation pouvoit avoir des caractères différens, suivant les différens organes qui étoient affectés : *il y a même lieu de soupçonner* (dit-il, Tom. I, pag. 219 de la nouvelle édition des Recherches), *que le pouls d'ir-*

ritation a encore des caractères diſtinc-
tifs, ſelon qu'il ſe trouve joint à des
affections de la tête, de la poitrine ou
du bas-ventre; mais il a cru devoir laiſſer défricher à d'autres cette branche
importante de ſa doctrine. Il paroît
qu'il a trouvé dans M. Fouquet un
digne Coopérateur.

Engagé dans des recherches ſur ce
nouvel objet, par la conjecture de M.
de Bordeu, comme il en convient lui-
même dans ſon diſcours préliminaire....
M. Fouquet s'eſt livré avec courage,
à un genre de travail, dont le réſultat
a été la découverte des caractères ou
des modifications variées du pouls,
relativement aux différens organes actuellement affectés, ou menacés dans
les maladies. Les obſervations qui lui
ont fait découvrir ces différens caractères, les lui ont repréſentés ſi diſtinc-
tifs & ſi ſenſibles, qu'indépendamment
des deſcriptions claires & préciſes qu'on
en donne, il a cru pouvoir encore les
rendre par des figures....

Quelque convaincu que M. Fouquet
paroiſſe de l'utilité de ſon travail, il ne
s'eſt pas flatté de réunir tous les ſuffra-
ges... Il convient d'ailleurs que « ces
» ſortes d'Etudes ſont faites principale-

» ment pour les jeunes gens, chez qui
» le poison des préjugés n'a pas encore
» acquis la force malheureuse de l'ha-
» bitude, & qui d'ailleurs ont dans les
» sens, l'activité nécessaire pour saisir
» la moindre lueur des objets, & se
» porter avec courage à leur poursuite.
» Il seroit cruel, ajoute-t-il, d'exiger
» des vieux Praticiens, qu'ils allassent
» se traîner, toute la journée, dans les
» salles d'un Hôpital, vraie école d'une
» pareille instruction : il faut être juste
» & humain ; ils n'en ont ni le tems
» ni la force : d'ailleurs l'expérience
» consommée de l'âge, leur est sans
» doute un supplément. Mais encore,
» s'il est libre, comme nous venons
» de le déclarer, à ces Arbitres de la
» pratique, d'adopter ou de ne pas
» adopter les vérités nouvelles, ce se-
» roit de leur part un très-grand mal,
» de détourner de cette étude les jeunes
» gens naturellement assez portés en
» faveur des décisions magistrales, ou
» de se prévaloir de leur réputation,
» pour détracter une vérité essentielle,
» aux yeux du public, non moins fa-
» cile à se prévenir. *C'est folie*, disoit
» Montagne, *que de rapporter le vrai*
» *ou le faux à notre suffisance ; c'est-à-*

» dire, fuivant un de fes Commenta-
» teurs (M. Cofte) *d'établir notre ca-*
» *pacité pour la mefure du vrai & du*
» *faux* (Effai, Liv. I.). Que s'il fe trouve
» par malheur qu'on ait ce reproche à
» faire à quelque grand homme, celui-
» là s'abuferoit beaucoup qui, de ce
» qu'il prendroit la même liberté,
» penferoit s'élever à la même confidé-
» ration ».

M. Fouquet connoît bien mal l'efprit humain, s'il croit que ces réflexions,
fi fages & fi raifonnables, puiffent faire
quelque impreffion fur certains hommes
élevés dans les préjugés, & accoutumés
à donner pour limites à la fcience, les
bornes étroites de leurs lumières & de
leur efprit : qu'il ouvre les faftes de la
Médecine, & il verra qu'on n'a jamais
propofé de nouveauté véritablement
utile, qui n'ait effuyé les plus fortes
contradictions. On pourroit même, en
quelque forte, juger des avantages
qu'on doit fe promettre d'une découverte, par les efforts qu'on fait pour
l'étouffer. C'eft ainfi que la circulation
du fang, l'ufage du mercure, des remèdes antimoniaux, du quinquina, &,
de nos jours, l'inoculation, ont été
combattus. Mais qu'il fe confole : fi les

clameurs de ces ennemis de l'humanité, ont été capables d'arrêter, pour quelque tems, les progrès de l'Art, toutes les découvertes véritablement utiles ont toujours triomphé de leurs efforts impuiffans.

Dans le premier chapitre de fon Effai, M. Fouquet a cru devoir traiter la manière de tâter le pouls ; il s'eft contenté de commenter ce que M. de Bordeu a dit dans le premier chapitre de fes Recherches. Il recommande en général de tâter le pouls à plufieurs reprifes, de le tâter à l'un & à l'autre bras, de le tâter long-tems ; d'appliquer l'extrémité des quatre doigts fur le poignet du malade ; de manière que l'index foit appliqué à la racine de l'apophyfe ftyloïde du *radius*, & que fes pointes des autres doigts fuivent, en laiffant le moins d'intervalle poffible : il eft néceffaire par conféquent qu'on tâte de la main gauche le pouls droit du malade ; & réciproquement, le pouls gauche de la main droite : il n'eft pas moins effentiel que le malade foit dans une pofition convenable ; c'eft-à-dire, qu'il faut qu'il foit affis ou couché fur le dos, ayant la tête un peu élevée ; que fon bras foit plutôt étendu que plié, appuyé dans toute fa longueur, & dans une fituation moyenne entre la prona-tion & la fupination.

Ces idées préliminaires étant don-nées, il paffe, dans le fecond chapitre, à la notion qu'on peut fe faire des caufes qui donnent au pouls fes diffé-rens caractères; il croit pouvoir adop-ter l'opinion de quelques Philofophes, qui ont confidéré chaque organe de l'animal, *comme un être diflinct, qui a fa vie, fon fentiment, fes defirs, fon goût particulier, fon département, ainfi que l'obfervation le démontre, en quelque forte, de la matrice & de l'eftomac.* Il en réfulte, felon lui, 1°. que chaque action individuelle de ces organes, doit modifier d'une manière particulière la circulation, & par conféquent que le pouls, indépendamment des modes gé-néraux, ou battemens ordinaires, qu'on croit fe rapporter principalement à l'ac-tion du cœur, doit éprouver des mo-difications relatives à ces actions ou fonctions organiques, indiquées, ca-ractérifées même par ces modes parti-culiers.

2°. Que la plus ou moins grande fenfibilité ou activité de chaque or-gane, tant à raifon de fa faculté propre

& inhérente, que de sa structure, devra encore influer dans les impressions de cet organe sur le pouls. Il cite à ce sujet un passage d'Actuarius, qui assure que les parties du corps, douées d'une plus grande sensibilité, changent & modifient le pouls, en conséquence du sentiment de la douleur qu'elles éprouvent, & que celles qui sont moins sensibles, le modifient relativement à l'affection seule dont elles sont atteintes. Cette vérité avoit été entrevue long-tems auparavant par Galien.

Il définit dans le chapitre troisième le pouls organique, qu'il appelle aussi pouls des organes, celui qui se rapporte à une affection quelconque d'un organe, ou plutôt celui qui désigne & manifeste aux sens cette affection, soit qu'elle aille jusqu'à l'incommodité ou à la maladie particulière de l'organe, soit qu'elle consiste uniquement en une disposition prochaine à la maladie, ou même qu'elle se borne à une simple augmentation de ressort, de vie ou d'action dans cet organe, indépendamment de toute idée, de tout sentiment de lésion ou de maladie. Lorsque ce pouls est un effet d'une affection maladive actuelle, ou d'une disposition prochaine à la maladie, il le nomme pouls symptomatique, non critique, ou acritique, c'est le pouls d'irritation de M. de Bordeu : il l'appelle au contraire, pouls critique, lorsqu'il résulte d'une augmentation considérable des forces organiques, qui, en conséquence de la maladie, conspirent dans un ou plusieurs viscères, pour en opérer la délivrance ; & terminer en même tems la maladie.

Enfin, si l'affection qui le produit, ne fait qu'intéresser légérement, & momentanément, le ton ou la faculté de l'organe, ou son action, sans nul vice d'ailleurs, ou nulle impression morbifique, il lui conserve la première & simple dénomination *d'organique*.

Tous ces pouls, en ce qu'ils ont d'essentiel en eux-mêmes, comme effets représentatifs des affections des différens organes, sont caractérisés, selon M. Fouquet, par autant d'impressions variées que la surface de cette portion de l'artère, sur laquelle on appuie le bout des doigts, en tâtant le pouls, fait, tantôt sur l'un, tantôt sur l'autre de ces doigts. Ces impressions consistent principalement, comme s'exprime notre Auteur, soit en émirences ou petites ondes, plus ou moins légères, plus ou moins figurées dans quelque endroit de cet espace pulsant, ou en un soulèvement plus ou moins marqué, plus ou moins circonscrit de cet espace, soit en quelque autre modification de cette partie de l'artère, telles, par exemple, que des espèces d'applatissement, de resserrement ou diminution de diamètre, des sortes d'intersection, de brisement, ou apparences de brisement, de la colonne du sang, dans quelque portion de ce trajet de l'artère.

Ces caractères sont véritablement propres, radicaux, & essentiels dans la doctrine de notre Auteur : il assure même qu'ils sont immuables dans leur essence, conservant leur forme spécifique dans les trois états d'organique, de non critique & de critique : ils sont en quelque sorte, un signe abstrait qui n'exclut pas les autres modifications connues, telles que la dureté, la mollesse, la force, la foiblesse, la petitesse, la vîtesse, la lenteur, la concentration, l'élévation, &c, qui ne sont à l'égard du caractère organique, que de simples accidens, ou accessoires, dont on pourroit absolument se débarrasser dans la

perception de caractère effentiel, &
qui doivent compofer un fecond ordre
de fignes. Mais ce qui les diftingue
effentiellement, c'eft de pouvoir être
peints aux yeux, comme au tact, fous
une figure fixe & déterminée pour chaque individu; au lieu que les modifications acceffoires ne fauroient être
repréfentées aux fens, que par une
efpèce de commémoraifon, quoique
d'ailleurs également appréhenfibles par
le tact. C'eft fur ce fondement, qu'il
a fait graver une planche, qui contient
les caractères des différens pouls organiques qu'il a obfervés.

Nous ne fuivrons pas M. Fouquet
dans les réflexions qu'il a cru devoir
faire fur les différentes modifications
accidentelles du pouls, & qui font la
matière des quatre chapitres qui fuivent ceux que nous venons d'analyfer:
nous renverrons nos Lecteurs à l'ouvrage même; ils y trouveront plufieurs
idées neuves, & bien propres à jetter
du jour fur la doctrine générale du
pouls, & à confirmer les Recherches
de M. de Bordeu. Nous allons paffer
aux caractères organiques qui font l'objet effentiel du travail de M. Fouquet;
nous nous contenterons de les rapporter

en

en entier : quant aux explications, nous renverrons encore nos Lecteurs à l'ouvrage même.

Le caractère essentiel du pouls capital, consiste en une élévation ou soulévement particulier de la partie antérieure ou digitale de l'artère. On remarque donc, pour l'ordinaire, que la partie postérieure de l'artère, semble fixée sur le niveau de son plan, sous les deux doigts annulaire & auriculaire ; tandis que la partie antérieure, ou l'extrémité qui regarde la main, s'élève considérablement au-dessus de ce niveau, souvent avec une liberté, une plénitude, & une force très-marquées. Quelquefois cette élévation ou soulévement de l'artère, se prend de plus loin, par exemple, dès le doigt annulaire, d'où, par gradation, il augmente jusqu'à l'index, & pardelà, en frappant, dans cette proportion, la rangée des doigts ; de sorte que l'artère, dans son élévation, forme un angle aigu avec la ligne horizontale de son plan naturel, depuis l'endroit où commence cette élévation, jusques vers l'apophyse du radius. C'est par cet angle, plus ou moins grand, plus ou moins ouvert, en proportion de la force ou de l'élévation du pouls,

Tome III.   M

que le caractère du capital eſt principalement ſpécifié.

Le pouls guttural, ou des affections
de la gorge, eſt caractériſé par une
éminence ou renflement conſidérable,
en forme d'onde, de la partie un peu
poſtérieure de l'artère, ou de l'eſpace
pulſant, & par la dureté, le mouvement libre, & en quelque façon dé-
taché de l'autre partie, ou de l'extrê-
mité digitale de l'artère qui retient ſa
forme cylindrique, aſſez dépouillée,
en s'élevant avec force; le tout à-peu-
près comme dans le pouls capital. Il en
diffère cependant, en ce que ce ſou-
lèvement de la portion digitale, y eſt
décidément moindre, que le renflement eſt au contraire plus conſtant;
qu'il s'avance beaucoup plus ſur l'extrémité digitale de l'artère, qui ſemble
en être couverte en partie quelquefois;
de ſorte qu'on la ſent, conſervant ſa
forme ronde ou cylindrique, ſous ce
renflement, comme ſi elle étoit en-
gaînée dans une artère vuide, dont les
parois ſeroient très-minces & renflées
dans le milieu; ce qui fait paroître ce
pouls un peu redoublé & un peu ondoyant; au lieu que dans le capital,
ce renflement, lorſqu'il s'y trouve, eſt

de beaucoup moindre, plus vague, plus reculé vers l'extrémité brachiale, & la forme cylindrique presque effacée dans cet endroit.

Le caractère du pouls pectoral est très-aisé à reconnoître, dit M. Fouquet ; il est principalement marqué par un soulévement ou élévation du milieu de l'artère ou de l'espace pulsant, qui paroît sous les doigts comme une petite montagne unie, bien figurée & un peu mollette, l'une & l'autre extrémité de l'artère se mouvant au niveau de leur plan, & sous la forme ordinaire ou naturelle ; ensorte que le profil supérieur de l'artère décrive une espèce d'arc.

Notre Auteur a fait une classe de pouls, qu'il appelle épigastriques, qui comprend les pouls de l'estomac, du foie, de la rate & de l'intestin colon. Le caractère générique de tous ces pouls, approche, plus ou moins, de celui du pouls stomachal, lequel consiste en une petite éminence qui s'élève entre l'index & le médius ; cette éminence paroît même quelquefois entrer ou monter assez avant dans l'intervalle des extrémités de ces deux doigts, à-peu-près comme une petite pyramide, dont la pointe seroit mousse ou un peu arrondie. Il y a cela de remarquable, ajoute M. Fouquet, dans le pouls qui précède le vomiſſement, que la petite éminence pyramidale paroît comme s'arrondir avec une eſpèce de tremblement de l'artère, mêlé de convulſion; ce qui devient plus ſenſible, à meſure que le vomiſſement approche. Il dit avoir obſervé dans pluſieurs occaſions, une eſpece d'*aſcenſus* & de *deſcenſus* du pouls ſtomachal.

Dans le premier cas, l'éminence pyramidale frappe beaucoup plus vers le côté du médius, & preſque point ſur le côté de l'index; elle paroît même vouloir s'étendre & s'élargir, comme pour ſe transformer en pectoral, en gagnant toujours vers le médius. Cette eſpèce de pouls ſtomachal eſt quelquefois accompagnée de beaucoup d'inégalité, quelquefois auſſi d'intermittence & d'une forte concentration. Il indique l'affection de l'orifice ſupérieur de l'eſtomac : en effet, le malade rapporte la douleur vers cette région; il éprouve en même tems beaucoup de gêne dans la reſpiration.

Dans le ſecond cas, c'eſt-à dire, dans celui du deſcenſus, la petite éminence paroît ſe rétrecir & s'affaiſſer, en ſe rangeant de plus en plus du côté de l'index, ne se faisant guère sentir au côté du médius. Ce pouls est un peu inégal, mais sans intermittence marquée. Les malades dans lesquels on l'observe, se plaignent de douleur dans la région épigastrique qui répond au-dessous de l'estomac, ou au milieu du grand arc du colon. Il se convertit aisément en intestinal, & alors les malades éprouvent de fortes coliques.

Le pouls qui indique les affections du foie, ne diffère du stomachal, qu'en ce que l'éminence n'est ni si marquée, ni si forte, ni si élevée; elle est plus légère, plus rétrecie, plus sèche : d'ailleurs l'artère est incomparablement plus tendue, plus rétrecie, plus concentrée que dans le stomachal; les pulsations sont moins vives & plus irrégulières.

Dans le pouls de la rate, l'éminence paroît monter ou s'alonger un peu plus entre le médius & l'index, comme si elle étoit ou plus haute, ou moins arrondie; ce qui la distingue sur-tout des autres pouls de la même classe, c'est qu'elle paroît coupée verticalement du côté qui répond à l'index, & que vers la base ou le pied de cette coupe verticale, on sent comme une échancrure;

tandis que du côté opposé elle conferve fa déclinaifon jufques fous le
médius.

Les pouls abdominaux fe font remarquer par la concentration, la dureté
& un rétreciffement fingulier de l'artère, principalement dans la portion
digitale, & par la vivacité & l'inégalité
des pulfations.

Outre ce caractère général, on fent
dans le pouls inteftinal, comme une efpèce de petit globule qui fe fait fentir
depuis environ le point de l'artère qui
répond à l'intervalle, entre les bouts du
médius & de l'index (en fe rapprochant
toutefois de ce dernier) & paroît fe
porter ou glifler avec rapidité à travers
l'artère, fous tout l'index, jufques pardelà l'apophyfe du rayon, en s'alon-
geant de plus en plus dans ce trajet,
en forme de petit dard ou d'aiguille.

Dans les afcites confirmées, ce pouls
inteftinal prend des modifications particulières : l'artère eft plus dure, plus
tendue, & plus refferrée que dans l'inteftinal vrai ; elle reffemble à-peu-près
à un fil d'archal un peu gros ; l'extrémité digitale en eft cependant toujours
plus rétrecie que la brachiale ; on y
fent de l'inégalité, & pour l'ordinaire

un léger frémiſſement tout-à-fait au bout ; quelquefois de la fréquence & de la vibratilité, ſans néanmoins une irritation bien marquée. Lorſque l'épanchement gêne la reſpiration, ce pouls ſe complique du pectoral.

M. Fouquet n'a point remarqué dans les pouls des organes, des urines & de la ſueur, de caractère aſſez décidé, pour pouvoir les préſenter par des figures : en général, ils diffèrent peu des pouls qui indiquent des évacuations critiques par ces organes.

Le pouls général des hémorragies eſt principalement remarquable, dit notre Auteur, par l'impreſſion d'une ſorte de petits corps ronds très-flexibles, dont le mouvement eſt très-rapide, qui ſe font ſentir à l'extrémité digitale de l'artère, comme à la file l'un de l'autre : parvenus à environ la baſe de l'apophyſe du radius, ils ſemblent ſe briſer, en heurtant contre cette apophyſe, ou ſe diviſer & ſe répandre, çà & là, en éclats plus ou moins nombreux, plus ou moins marqués ; d'où réſulte, dans cet endroit, une eſpèce de fourmillement plus ou moins ſenſible à chaque diaſtole.

A ces caractères généraux ſe joignent,

dans le pouls nazal fimple, un renflement ou élargiffement de la partie brachiale de l'artère, & une efpèce d'applatiffement à fon extrémité digitale,
qui, fous tout l'index, la fait paroître
comme un petit ruban applati : à l'endroit même de cet applatiffement, on
fent les petits corps ronds qui paroiffent
comme alongés, en filant à la queue
l'un de l'autre, & très-peu marqués
dans leur forme. Ce pouls a encore
cela de particulier, que ces petits corps
ronds femblent heurter, vers l'apophyfe du rayon, contre un obftacle
qui les brife, & en réfléchit les éclats
en arrière, fur la férie même de ces
petits corps; ce qui fait paroître quelquefois l'artère comme feftonnée ou dé-
chirée en petits lambeaux, tout-à-fait
au bout; quoique le plus ordinairement
cela fe réduife à un fourmillement grenu très-marqué, un peu au-delà du
doigt indice, lequel fourmillement
femble diftendre ou amincir, en cet
endroit, les parois de l'artère : quelquefois on diroit qu'il n'y a, dans la
portion applatie ou digitale de l'artère,
qu'un ou deux de ces petits corps ronds,
affez bien formés, qni paffent prefte-
ment fous les doigts.

Le pouls fimple, utérin ; ou celui qui indique les hémorragies de la matrice, eft affez femblable au pouls nazal : il en diffère feulement par les modifications fuivantes : il eft en général beaucoup moins élevé & moins fort ; quelquefois même on le trouve fi concentré, qu'il eft befoin d'une preflion particulière des doigts, principalement de l'index, pour fentir les petits corps ou le petit fourmillement grenu de l'extrémité de l'artère : fouvent ce pouls eft lent ; l'extrémité digitale de l'artère n'y eft pas fenfiblement applatie, comme dans le nazal ; elle paroît au contraire conferver fa forme cylindrique ; mais auffi eft-elle rétrecie & un peu profonde, & fes pulfations un peu inégales comme dans un léger inteftinal. De plus, les petits corps ronds ne font, pour l'ordinaire, dans ce pouls, ni fi fecs, ni fi formés que dans le nazal.

On remarque quelques autres variétés dans ce pouls, pour lefquelles il faut avoir recours à l'ouvrage même.

Le pouls qui précède ou accompagne les fleurs blanches, ne diffère du précédent, que par un peu plus de molleffe & de lenteur, un léger rebondiffement, une certaine rondeur dans les

pulſations , & un peu moins d'expreſſion dans la forme des petits corps ronds
ou du fourmillement.

Le pouls des lochies préſente encore
quelques légères différences : les petits
corps ronds & leurs fragmens y paroiſſent plus petits & moins formés : cependant les pulſations ſont quelquefois
aſſez vives , aſſez ſèches , quoiqu'élevées , juſqu'à reſſembler un peu à celles
des pouls compliqués décrits dans les
Recherches : quelquefois encore , on y
ſent beaucoup d'inégalité entre-mêlée
d'intermittence.

Enfin celui de la groſſeſſe approche
plus que les deux derniers , de l'utérin
vrai : il en eſt cependant diſtingué par
un léger reſſerrement , une vivacité &
une petite fréquence dans les pulſations , ſur-tout vers le premier terme
de la groſſeſſe ; les pulſations ſont plus
fortes & un peu plus élevées , vers le
dernier tems.

Le pouls propre au flux hémorroïdal , a pour caractère ſpécifique le petit
fourmillement grenu à l'extrémité digitale de l'artère , ou l'apparition des
petits corps ronds à cette extrémité ,
comme dans les autres pouls d'hémorragie ; mais ce qui le diſtingue des

précédens, c'eſt que ces corps ronds paroiſſent beaucoup plus petits, & en même tems très-ſecs; que le fourmillement ſemble plus reſſerré ou s'exercer dans un plus petit eſpace; & les fragmens des petits corps ronds ſont très-marqués; enſorte que c'eſt plutôt un léger frémiſſement, qu'un fourmillement grenu, qui ſe fait ſentir ſous l'index, & pardelà.

Le pouls des dyſenteries ſe confond aiſément avec l'hémorroïdal; toute la différence conſiſte en ce que celui des dyſenteries eſt moins élevé ou plus déprimé, moins plein, plus fréquent & plus inégal; quelquefois même intermittent; qu'on y ſent par intervalles l'aiguille ou dard de l'inteſtinal vrai; que les petits corps ronds & leurs fragmens ſont peu ſenſibles, & que bien ſouvent ces fragmens paroiſſent aſſez nombreux & aſſez fins, pour donner au bout digital de l'artère, à côté de l'index; & au-delà, la figure d'une eſpèce de petite broſſe de peintre, ou d'une petite aigrette, comme s'il s'éparpilloit en divergeant.

Tels ſont les caractères des pouls organiques ſimples : nous les avons extraits fidellement de l'ouvrage de M.

Fouquet, en empruntant même ses expressions. Les observations qu'il apporte en faveur de sa doctrine, sont nombreuses & nous ont paru concluantes; elles sont accompagnées de réflexions qui tendent à éclaircir de plus en plus cette matière importante. Ces observations qui occupent près d'un tiers du volume, sont suivies de quelques règles de pratique que l'Auteur a cru pouvoir déduire des signes tirés du pouls, & de la doctrine de Solano, tant sur l'emploi des saignées que sur celui des purgatifs, matière importante, & traitée d'une manière qui nous a paru mériter toute l'attention des Praticiens qui ont quelque zèle pour les progrès de leur Art. Nous ne saurions trop les exhorter à s'exercer dans un genre d'observations qui promet de grands avantages.

Au reste, il paroît par les observations qui ont été communiquées à l'Auteur, & qu'il a insérées à la fin de son ouvrage, qu'on s'occupe avec succès de cet objet dans l'Ecole de Montpellier. Il seroit à souhaiter que les Observateurs qui voudront s'adonner à ce genre de recherches, ne s'en tinssent pas seulement aux faits qui tendent à confirmer de plus en plus cette doctrine, & qu'ils vouluſſent tenir quelque compte de ceux qui peuvent former des exceptions aux règles générales qu'on eſt en droit d'en déduire : c'eſt le moyen de rendre leurs travaux auſſi utiles qu'ils peuvent l'être, & de mériter la reconnoiſſance des vrais Médecins, de ceux qui ne cherchent que le bien de l'humanité. (*Journ. de Médec, Février 1768.*)

Réflexions de l'Editeur.

« IL eſt quelquefois utile, en tâtant
» le pouls (dit l'Auteur des *Recher-*
» *ches, Tome III, Chap. III. deuxième*
» *Edit.*), de ſuivre l'artère dans ſa
» longueur, en montant du poignet
» vers le haut de l'avant-bras, & reve
» nant enſuite vers le poignet.... C'eſt
» ſur cette manière de ſuivre l'artère
» de haut en bas, qu'eſt principalement
» fondée la méthode des Chinois, qui
» ont partagé le bras en pluſieurs tou
» ches ; ce qui mérite l'attention des
» Obſervateurs ».

M. Fouquet a donné à cette remarque plus d'étendue qu'on n'imaginoit qu'elle en pût avoir. Il a fallu ſans doute

que ce fage & favant Médecin fût
encore plus frappé que l'Auteur des
Recherches, des obfervations qui conftatent, que l'artère prend dans fa diaf-
tole, ou dans fes battemens, diverfes
tournures, divers degrés d'élévation ou
de concentration, dans les diverfes parties. Ce n'étoit qu'en paffant, que l'Auteur des *Recherches* avertiffoit qu'il falloit fuivre l'artère de haut en bas, &
qu'il parloit des *furfauts de l'artère*,
des *efpèces de nœuds* qu'elle formoit,
des *fourmillemens*, des *treffaillemens*,
des *tremblemens*, des tremblotemens
qui fe font quelquefois fentir dans *les
parois*, *de fautillemens* qu'on trouve fouvent des *promptes & brufques élévations*
des parois, de la manière dont l'artère
roule quelquefois *fous les doigts*, *des
pulfations qui paroiffent fubintrantes*, *qui
fe fuivent de fi près*, *que l'une n'attend pas
l'autre*, *du fautillement de l'artère qui
donne*, *pour ainfi dire*, *un coup aigu*, *de
la profondeur du pouls*, *de fes petits
fauts brufques*, *fort différens de la
diaftole ordinaire*, de fon état *palpi-
tant*, &c.

Tout cela conduifoit le Lecteur à fe
former des idées fort oppofées à celles
qu'on a ordinairement de la dilatation

uniforme de tout le corps des artères, dans la diastole, & de leur resserrement proportionel, dans la systole.

Il est clair enfin que l'Auteur des *Recherches* avoit vu & distingué l'action personnelle des parois des artères, & qu'il avoit été frappé de quelques modifications que cette action prend dans les diverses portions de ces canaux; mais il étoit réservé à M. Fouquet d'assujettir à des règles fixes, ces fortes de variations respectives, de dilatation & de resserrement, dans les différentes parties de la longueur des artères. M. Fouquet a fait de ces variations le fonds de sa méthode & de sa nomenclature; il en a tiré ses principaux caractères; il en a formé le pouls organique; il a trouvé de quoi partager en classes le pouls d'irritation & convulsif; il s'est, pour ainsi dire, soumis ce pouls, qui paroissoit avoir arrêté l'Auteur des *Recherches*.

M. Fouquet a aussi rendu la manière des Chinois beaucoup plus plausible qu'on ne croyoit qu'elle fût, en suivant nos idées communes; il a donné à cette manière un appui remarquable : tout le système des Chinois, expliqué le mieux qu'il a été possible jusqu'ici, par M.

Menuret, eſt devenu plus croyable &
moins inintelligible : on aura peut-être
occaſion quelque jour de l'éclaircir encore davantage, & d'en tirer même
de l'appui & des notions favorables
pour nos propres opinions.

« Il ſe peut (dit encore l'Auteur des
» *Recherches*), que les anciens Méde-
» cins Egyptiens, avoient jetté les pre-
» miers fondemens des idées communes
» aux Chinois & à Galien ». C'eſt au
tems à développer toutes ces apperçues.

On ſait que dans les *Recherches*,
l'égalité & l'inégalité des battemens
des artères, l'égalité & l'inégalité des
diſtances des battemens, l'uniformité
ou les variétés, la ſimplicité ou le
redoublement des battemens, ſont les
ſources d'où ſont tirés les principaux caractères du pouls. M. Fouquet
ajoute deux autres eſpèces de caractères
non moins aiſés à reconnoître & à calculer, deux autres ſortes d'égalités &
d'inégalités, celle de l'endroit où le
battement ſe fait ſentir plus fort, plus
ſaillant, & celle de la forme ou de la
figure que prend l'artère dans ſes battemens.

Toutes les eſpèces de pouls ſe rap-
portent à ces formules générales, à ces

caractères fixes & invariables. M. de la Place a comparé le syftême des *Recherches*, à celui de Tournefort fur les plantes (*Recherches, Tome II. pag. 369*). On pourroit, conformément à cette même idée, comparer le fyftême de M. Fouquet à celui des Botaniftes qui ont travaillé depuis Tournefort, & qui ont pris leurs caractères & leur nomenclature dans d'autres parties que les fleurs.

Ici un fyftême aide l'autre; loin d'être oppofés ou de fe heurter, ils s'appuient & fe fortifient mutuellement : l'un & l'autre prouvent que la nature fuit un ordre marqué dans l'explication du pouls, & qu'il eft l'expreffion des mouvemens intérieurs, l'image de l'action des divers organes.

Il n'eft pas à craindre que ceux qui feront bien inftruits de toutes ces matières, cherchent à ébranler les fondemens de l'Art fphygmique, fous le prétexte des différens caractères que fes Partifans emploient. Ces différences ne font qu'apparentes; elles font les expreffions particulières à chaque Auteur, pour rendre au fonds les mêmes idées, pour diftinguer les efforts critiques de tous les organes principaux, &c.

On a vu dans l’article de M. Desbreſt, qu’il a déja répondu à toutes les chicanes auxquelles le pyrrhoniſme pouvoit avoir recours. Qu’importe que les expreſſions des divers Partiſans de la pulſimantie, paroiſſent avoir quelque *diſſemblance*, pourvu qu’ils s’accordent ſur le fonds principal, qui eſt de connoître & d’annoncer, par le taƈt du pouls, les révolutions bonnes & mauvaiſes, les diverſes évacuations & les divers tranſports des humeurs ? Il demeure toujours inconteſtable que le pouls rend le langage de la nature ; que ce langage peut être entendu ; qu’on doit s’appliquer à le déchiffrer. Si quelqu’un trouvoit le moyen d’avoir une méthode & des caraƈtères plus clairs, plus ſimples, plus à la portée de tous les Obſervateurs, il ſeroit très-utile qu’il les publiât ; mais ſon travail, quel qu’il fût, ne pourroit jamais être regardé comme oppoſé au fonds, aux caraƈtères que nous poſſédons ; puiſqu’il s’agiroit du même parti à tirer des expreſſions du pouls.

Il faut, ſans s’amuſer à diſputer, tâcher de profiter des remarques & des découvertes des divers Obſervateurs ; il faut les expliquer, les aider, les étendre les uns par les autres. La manière de M. Fouquet, qui a déjà trouvé beaucoup d'Approbateurs, ne peut que gagner aux épreuves qu'on en fera : elle préfuppofe celle des *Recherches ;* elle porte principalement fur les pouls organiques, & en même tems elle embraffe les pouls critiques ; elle fert même, pour cette efpèce de pouls, d'un fupplément très-utile au fyftême des *Recherches. Alterius alter pofcit opem, res & conjurat amicè.* Quelque Obfervateur entreprendra fans doute de faire un heureux mêlange des deux méthodes. Ce qu'il y a de certain, c'eft qu'on ne peut plus s'empêcher déformais, dans l'examen & l'étude du pouls, de confulter & les *Recherches,* & *l'Effai fur le pouls.*

Au refte, nos idées communes & courantes, nos principes même, ceux qui ont l'air d'être les plus folides, fouffriront-ils de toutes ces vérités de la Pulfimantie ? Les loix de la fyftole & de la diaftole, auxquelles on a affujetti les artères, rifquent-elles d'être ébranlées ? C'eft leur affaire ; tant pis pour elles, fi elles ne s'accordent point avec l'obfervation : j'en dirai quelque chofe dans l'article fuivant.

Il eft tems de commencer à donner

à la doctrine du pouls, tout le développement & toute l'étendue dont elle est susceptible : elle est en droit aujourd'hui de se faire écouter : elle a été adoptée & étudiée par d'assez bons Juges, pour qu'il lui soit enfin permis de se montrer sans voile, & sans les ménagemens qu'exigeoient les théories vulgaires, lors de la première publication des *Recherches. In vitium ducit culpæ fuga, si caret arte.*

Nº. LVII.

JUGEMENT de Messieurs de LAMURE, ADAM, JADELOT, ARTHAUD, PORTAL, &c.

* JE place le Jugement de tous ces Médecins dans le même article, parce qu'ils ont considéré le pouls sous un point de vue particulier, & qui est le même : leurs dissertations sur cet objet, sont plutôt des expériences physiques, physiologiques & académiques, que médicinales. Ils n'ont point précisément cherché à vérifier, ni à caractériser les divers rithmes précurseurs des

crifes, & des efforts propres aux divers organes, ainfi que les Solano, les Ni-hell, les Bordeu, les Michel, les Fou-quet, les Menuret, &c. : ils ont porté leurs regards curieux fur les animaux vivans, pour déterminer la caufe des pulfations ou des mouvemens des ar-tères : les expériences qu'ils ont tentées, font propres à perfectionner la théorie du pouls ; elles peuvent fe lier aux tra-vaux de ceux qui ont obfervé ce figne, non fur des animaux foumis à leurs diffections, mais fur les malades.

Je commence par M. de Lamure, Profeffeur célèbre, & l'une des co-lonnes de la Faculté de Montpellier : il a travaillé parmi nous d'après Wei-brecht, à qui il a rendu ce qui lui appartenoit.

Galien, dit M. de Lamure, donnoit le nom de pouls au mouvement de di-latation & de contraction des parois de l'artère, mouvement qu'il regardoit comme l'effet d'une faculté particulière qu'il appelloit *faculté pulfifique* : il ne croyoit pas que cette faculté fût inhé-rente au tiffu des artères ; mais il pen-foit qu'elle fe répandoit du cœur dans ce tiffu..... Tous les Médecins, jufqu'au tems d'Harvée, ont eu recours à cette faculté pulfifique. Harvée eft le premier qui ait ofé la rejetter : il penfoit qu'on ne devoit attribuer la dilatation des artères, qu'à l'impétuofité du fang, lancé dans la cavité de ces tuyaux, par la contraction des ventricules du cœur.

Weibrecht, célèbre Médecin de Pétersbourg, eft le feul qui ait attaqué cette opinion. La caufe qu'il fubftitue à celle qu'avoit propofée Harvée, eft le déplacement de tout le corps de l'artère, réfultant du changement de fa figure, changement qui doit arriver dans des vaiffeaux tortueux & repliés différemment, lorfqu'un fluide eft pouf-fé dans leur cavité; de manière que la pulfation que l'on éprouve, n'eft pas produite immédiatement par la dila-tation de l'artère, mais par le mouve-ment de toute l'artère, que caufe cette dilatation, en changeant la figure de ce vaiffeau. Cette opinion de Weibrecht a été folidement combattue par MM. Schreiber & de Haller.....

Il eft sûr que la véritable caufe de la pulfation des artères, eft leur déplace-ment, au moyen duquel elles font portées avec plus ou moins de force vers le doigt qui leur eft appliqué.

* MONSIEUR DE LAMURE effaie de prouver ce fait qu'il avance, par diverfes expériences faites fur des animaux vivans.

Mais, continue ce favant Médecin, quelle eft la caufe de ce déplacement de l'artère ? C'eft une queftion qui n'eft pas aifée à réfoudre..... Toutes les expériences femblent concourir à prouver, 1°. que la pulfation de toutes les artères du corps eft fimultanée ; ce qui fuppofe qu'elles dépendent d'une caufe qui eft commune à toutes ; 2°. qu'elle correfpond exactement à la fyftôle du cœur : ce qui peut du moins faire foupçonner que cette fyftole eft la caufe commune qui agite toutes les artères ; car il réfulte de cette correfpondance, que la fyftole du cœur eft la caufe ou l'effet du mouvement des artères..... La feule condition requife dans les artères, pour obéir à cette caufe, eft leur force tonique, qui peut varier, & par conféquent faire varier le phénomène..... (*Recherches fur la caufe de la pulfation des artères, &c. à Montpellier, 1769.*)

* Nous rapporterons ici le Jugement

de M. Adam , comme étant le second en date : ce Jugement doit d'ailleurs être distingué de ceux auxquels nous l'associons , en ce qu'aux considérations physiques du pouls , il joint les considérations médicales.

Il faut entendre par pouls (dit M. Adam) , le mouvement par lequel les artères frappent à coups plus ou moins redoublés , le doigt qui les touche. Les opinions sont fort partagées sur la cause de ce phénomène ; nous ne parlerons que de celles qui l'attribuent , soit à l'influx du sang , dilatant l'artère , soit à un déplacement de l'artère.

La première opinion qui reconnoît pour auteur Harvée , n'a pas peu de partisans. Avant lui , on avoit coutume d'admettre la faculté pulsifique de Galien : mais quand la circulation fut une fois démontrée , on n'eut plus tant de créance pour les décisions des Anciens...

On ne peut certainement pas nier que les artères ne soient dilatées pendant la systole du cœur ; car si ces canaux n'étoient pas dilatés dans le tems où le cœur leur envoie le sang qui est contenu dans ses cavités , tout le sang passeroit des artères dans les veines , où il surabonderoit ; de manière que

le

le flux qui s'en fait des artères dans les veines, feroit interrompu, & que même les veines n'en recevroient point du tout des artères, pendant la diaf-tole du cœur : or, cela eft contraire à l'obfervation, qui apprend que le fang coule des artères dans les veines, & pendant la fyftole, & pendant la diaf-tole du cœur. Les artères ne pouffent donc pas dans les veines, tout le fang qu'elles reçoivent pendant la fyftole du cœur, dans le même tems qu'il leur eft envoyé : elles font donc néceffaire-ment obligées de fe dilater, pendant la contraction du cœur. M. de Haller d'ailleurs affure avoir vu de fes yeux cette dilatation, & l'avoir manifefte-ment reconnue par le tact.....

Weibrecht ayant rejetté l'opinion d'Harvée, fur la caufe du pouls, il l'attribua à un déplacement de toute l'artère, produit par le fang qui y eft envoyé. Par-là il paroît que Weibrecht diffère moins du fentiment d'Harvée, que M. de Lamure, qui ne rapporte point du tout la caufe du déplacement de l'artère, à l'influx du fang qu'elle reçoit.....

Je ne déciderai point laquelle de ces opinions eft préférable : mais quoi qu'on penſe de leur diverſité, il eſt certain & inconteſtable que les ſignes tirés du pouls, ſont d'une grande utilité, tant pour le diagnoſtic que pour le pronoſtic des maladies. Il n'eſt pas rare de les voir ſe juger par une diarrhée, par des crachats ou une ſueur critique : mille obſervations prouvent que ces ſortes d'évacuations ſont prédites par le moyen du pouls....

Il ſe fait auſſi des évacuations critiques par le nez, par la voie des règles & des urines, & par les hémorroïdes : ſi quelqu'un pouvoit douter de ces vérités, qu'il liſe Solano & Nihell, & l'ouvrage de M. de Bordeu, ſur le pouls, qu'on peut regarder comme le fondateur d'une doctrine ſi précieuſe ; qu'il parcoure auſſi les Auteurs récens qui ont écrit ſur cette matière, & ſes doutes ſe diſſiperont....

Il n'eſt pas ſurprenant que le pouls faſſe connoître la diſpoſition actuelle du corps ; puiſqu'il ſert à prédire les révolutions prochaines qui doivent ſe faire.... Outre encore que le pouls eſt un bon moyen de juger de l'état de la fièvre en général, il eſt certaines eſpèces de pouls, par leſquelles on peut ſavoir ſi la criſe qui ſe travaille, va

bien ou mal. On doit comprendre par-
là les raisons qui ont porté de grands
Médecins à tant vanter les avantages
qu'on peut retirer de la science du
pouls. (*Thèse soutenue à Caen le 30
Mai 1770, à l'occasion de la vacation
d'une chaire de Médecine.*)

*PASSONS au Jugement de M.
Jadelot, professeur en la Faculté de
Nancy.

M. de Lamure (dit M. Jadelot)
établit, avec la plus grande force, le
peu de confiance que mérite les théories rationelles, dans la pratique de la
Médecine; & il fait voir combien on
doit s'en défier. Ainsi il seroit inutile,
même dans ses principes, de rendre une
raison exacte des variations du pouls,
dans les différens états de l'économie
animale; pourvu que l'Observateur en
tirât des signes établis sur l'expérience :
c'est ce qu'ont fait les *Solano*, les *Nihell*,
les *de Bordeu*, les *Michel*, &c. ; une de
leurs observations est préférable à toutes
les hypothèses ingénieuses, que la passion de rendre raison de tout a en-
fantées.....

Le pouls peut fournir des indices de

l'état de la circulation, aſſez ſûrs pour diriger le Praticien. D'ailleurs ſi la circulation influe ſur l'action des autres viſcères, comme perſonne n'en doute, elle eſt réciproquement différemment modifiée par leur concours mutuel. Le dérangement de l'action d'un viſcère, peut produire ſur les organes de la circulation, une impreſſion ſenſible que le Médecin éclairé peut reconnoître par le pouls. Mais je le répète, c'eſt à l'Obſervateur à marquer ces différences ; le Théoricien n'offriroit que des ſpéculations, dont le moindre défaut ſeroit d'être inutiles.

* TOUCHANT le battement des artères, qui conſtitue le pouls, M. Jadelot penſe que ce battement conſiſte, non dans une dilatation des vaiſſeaux artériels, mais dans une ſorte de déplacement ou de loco-motion qu'ils éprouvent. La voie des expériences, faites ſur divers animaux vivans, eſt celle dont il s'eſt ſervi pour établir ſon ſentiment.

Le réſultat de ces expériences, eſt qu'il n'a jamais vu ni dilatation ni conſtriction, dans les artères ; mais qu'il y a remarqué un ſoulevement & un mouvement très-prompt, mouvement qui étoit commun à tout le corps de l'artère, & non point particulier à fes parois; un mouvement, ou des fecouffes fimultanées avec les contractions du cœur....

A l'égard de la caufe de ce mouvement, M. Jadelot l'attribue à l'effort du fang qui eft lancé dans les artères, pendant les contractions du cœur de fes réfervoirs. (*Mémoire fur la caufe de la pulfation des artères. Nancy, 1771.*)

* MONSIEUR ARTHAUD, Médecin de la Faculté de Nancy, s'explique de la manière fuivante.

On nomme pouls, le coup dont eft frappé un doigt appliqué fur une artère d'un animal vivant. Les Phyfiologiftes qui fe font occupés à chercher la caufe de ce phénomène, ne nous ont laiffé que des hypothèfes, & nous fommes forcés d'avouer que leurs efforts n'ont point ôté le voile qui eft répandu fur cette matière. La faculté pulfifique imaginée par Galien, & qu'il faifoit venir du cœur à travers les membranes des artères, eft détruite par plufieurs expériences, & on la regarde aujourd'hui comme une chimère.

Lorsqu'on connut la circulation, les Physiologistes attribuèrent le pouls à l'effort que fait le sang chassé par le cœur.... La nature n'est pas favorable à cette théorie..... La prétendue dilatation de l'artère n'a pas lieu, puisque le passage du sang dans ce vaisseau, est plus facile que sa dilatation.... La figure conique des vaisseaux artériels, n'est point prouvée : je n'ai non plus jamais pu découvrir des fibres musculeuses dans les artères.... Dans les diverses expériences que j'ai tentées, il ne m'est jamais arrivé de voir aucune dilatation ni constriction : mais j'ai remarqué un soubresaut ou une commotion de tout le canal artériel, qui se fait en même tems que la systole du cœur, principalement aux plis & aux angles des artères....

L'absence du sang dans un vaisseau, prouve que le pouls dépend de son impulsion ; puisqu'il cesse lorsqu'on l'empêche de circuler, & qu'il se renouvelle si on le fait couler.... De-là la pulsation simultanée des artères, avec le mouvement de systole du cœur...

Soit que pour tâter le pouls, on applique les doigts deſſus ou deſſous l'artère, on change la figure cylindrique du vaiſſeau, le ſang fait effort pour lever l'obſtacle qu'il rencontre, & c'eſt par cet effort qu'il frappe les doigts appliqués ſur l'artère. Par cette explication on rend aiſément raiſon de tous les phénomènes relatifs au pouls, que le Praticien obſerve. (*Diſſertation ſur la dilatation des artères, &c. Paris, 1771.*)

*MONSIEUR PORTAL, dans le rapport qu'il a fait à l'Académie des Sciences, du Mémoire de M. Jadelot, a dit, d'après ſes expériences, que le mouvement de loco-motion des artères étoit très-ſenſible, comme MM. Weibrecht & de Lamure l'ont avancé, & que le mouvement de diaſtole, annoncé par la ſtructure des fibres muſculeuſes des artères, avoit également lieu, mais d'une manière moins apparente que le mouvement de loco-motion, qui ſeul eſt ſenſible au tact.

Juſqu'ici le ſentiment de M. Portal eſt conforme à celui de M. Lamure, & contraire à celui de M. Jadelot, qui n'admet que le mouvement de loco-motion.

Quant aux caufes de ce mouvement, M. Portal ne penfe pas qu'il puiffe dépendre de celui du cœur, organe qui eft couché fur le diaphragme, fans être fufpendu par les vaiffeaux qui font très-lâches dans le péricarde. M. Portal eft donc d'acord en ce point avec M. Jadelot : il croit auffi avec cet Auteur, que les contours des artères, le tiffu cellulaire qui les fixe aux parties voifines, leur trajet au travers des parties plus ou moins folides, font des caufes plus que fuffifantes, pour empêcher le mouvement du cœur de fe tranfmettre jufqu'aux dernières artérioles. Mais fi le mouvement de loco-motion ne dépend point du mouvement du cœur, il eft néceffaire de recourir à une autre caufe : celle à laquelle M. Portal a recours eft l'influx du fang, admis par Harvée, pour expliquer le mouvement de diaftole, & par M. Jadelot, pour expliquer celui de loco-motion.

On voit par cet expofé, que M. Portal adopte d'un côté, les faits établis dans le Mémoire de M. de Lamure, & de l'autre, les caufes que reconnoît M. Jadelot.

Tel eſt en ſubſtance, le contenu du rapport de M. Portal, fait à l'Académie, rapport qu'on peut voir détaillé plus au long, dans les *Lettres périodiques, par M. Buc'hoz, D. M. Tome IV, Lettres 37 & 43.*

Réflexions de l'Editeur.

Nous voici enfin arrivés à l'examen critique de la circulation Harvéienne, dont j'ai parlé dans mes Réflexions préliminaires. Il va déformais être queſtion de décider juſqu'à quel point le ſyſtême d'Harvée ſoutient les nouvelles épreuves qui ont été faites : on a dû comprendre que celles dont je viens de donner une notice, jettent un certain louche ſur les opinions les plus reçues.

La diaſtole, cette fameuſe fonction, ſi je puis la nommer ainſi, qui a tant fait de bruit dans le monde, eſt attaquée de front. « Pauvre diaſtole (s'é-
» crivoit un des amis de M. de Lamure, » en lui écrivant), vous allez être chaſ-
» ſée, après avoir eu tant de peine à » vous introduire dans les têtes des » Médecins ? Seroient-ils tous dans l'er-
» reur depuis Harvée ! Les Anciens au-
» roient-ils, mieux que les nouveaux » partiſans de la circulation, évalué la

» diaſtole, auſſi bien que la ſyſtole,
» &c. &c. » !

Franchement, les nouvelles expériences de M. de Lamure ſont épouvantables pour les *Circulans*, acharnés à
croire la marche, les loix preſcrites
par Harvée, aux divers mouvemens du
cœur & des artères. Les Académies ſe
réveillent ; les épreuves vont ſe multiplier. Je ne m'aviſerai point de prévoir,
ni d'annoncer ce qui va nous arriver,
d'après les travaux multipliés dont je
vois fermenter les projets dans les
têtes de nos Phyſiciens anatomiſtes :
déjà les Ecoles retentiſſent du bruit de
ces travaux, à la têtes deſquels ſe trouvent des hommes ſavans & appliqués.

On me dira auſſi que déjà les expériences ſe contrarient, que l'opinion
Harvéienne a ſes partiſans qui ſe fondent ſur les nouveaux faits, & qu'elle
a auſſi ſes adverſaires, ſinguliérement
fortifiés par les Lamure, & autres
qui penſent comme lui.

Verrons-nous donc renaître ces tems,
où des Corps entiers de Savans (la Faculté de Montpellier & l'Académie de
Paris) ne purent décider, ſur les animaux vivans, ſi le cœur s'alonge ou ſe
raccourcit dans la diaſtole ou dans la

fyſtole....? Quoi qu'il en ſoit, je ne puis
me refuſer à quelques remarques, qui
me paroiſſent importantes, & ſur-tout
néceſſaires pour ceux qui vont courir
la carrière des expériences faites ſur les
animaux vivans.

1°. Peut-on croire de bonne-foi qu'il
eſt poſſible de juger de la régularité &
de l'eſpèce des mouvemens ordinaires
des artères, par ceux qu'on produit ou
fait naître dans des animaux, dont on
irrite & lacère les parties, qu'on met en
convulſion, qu'on jette dans la terreur ?
Peut-on croire que les efforts qu'ils ne
ceſſent de faire pour ſe délivrer, ne
dérangent pas le ſyſtême artériel ?

Tâtez le pouls à vos chiens, au moment où vous allez les ſacrifier à vos
expériences, vous le trouverez convulſif ; la circulation eſt déjà bouleverſée ;
le cœur, le diaphragme, tous les organes précordiaux, &c. ont perdu leur
état naturel. « Memini (a dit autrefois,
» à ce ſujet, l'Auteur des *Recherches* (1),
» *nos plurium animalium, Monſpelii,*
» *diſſectione pauca confirmaſſe... Nil feré*
» *docuere mille experimenta* ».

Ce trait me rappelle une époque

____

(a) *Aquitaniæ minerales aquæ*, page 71.

remarquable pour la Faculté de Montpellier, & ce qui y arriva, il y a trente ans ou environ, lorsque les opinions des Méchaniciens y furent attaquées de tant de manières, & qu'on établit, mieux qu'on n'avoit fait jusqu'alors (& avant qu'il ne fût question de l'irritabilité), la sensibilité & la mobilité inhérentes dans chaque partie du corps vivant, comme principes fondamentaux de l'économie animale : il fallut faire beaucoup d'épreuves sur les animaux vivans ; & c'est du peu de fruit qu'on tira de ces épreuves, que se plaint l'Auteur que je viens de citer : il étoit un des principaux Acteurs de ces scènes anatomiques ; il fut un des principaux Réformateurs ; mais il ne se laissa pas emporter à la fureur de faire épreuves sur épreuves, dont la plupart sont inutiles, & n'apprennent rien.

Je souhaite que celles qu'on fait pour déterminer l'espèce du mouvement des artères, ne deviennent pas, à force d'être multipliées, sujettes au même reproche. J'avoue ingénument que je ne vois pas tout-à-fait l'utilité de ce grand nombre de *Canicides*, que l'amour de la zootomie se permet : nos Ecoles vont devenir semblables à ces anciens Tem-

ples, où l'on égorgeoit tant de vic-
times. Ces répétitions d'ouvertures d'a-
nimaux vivans, ne tiennent pas ce
qu'elles promettent d'abord : j'en appelle à ceux qui ont quelque expérience
là-deſſus (*).

2°. De quoi s'agit-il aujourd'hui au
ſujet des artères ? il s'agit d'examiner
ſi, comme l'opinion vulgaire l'enſeigne,
l'artère ſe dilate dans ſa diaſtole, en
tout ſens, & demeurant toujours à ſa
place, étant paſſivement remuée par le
ſang qu'elle reçoit ; ou bien ſi elle ne
ſe ſecoue pas dans ſa niche, en s'éloi-
gnant plus ou moins des parties qui
l'environnent : ſi la pulſation que l'on
ſent, eſt due ſeulement à l'effort de la
colonne du ſang qu'envoie le cœur
dans l'artère ; ou ſi les parois de celle-

(*) Je ne ſais ſi quelqu'un des Médecins
(dont j'ai cité, dans cet article, les expériences) , s'étoit occupé à découvrir pourquoi le chien a habituellement le pouls irrégulier & intermittent : ce fait peut-il être de
quelque utilité, pour évaluer ces ſortes d'é-
preuves, déjà faites, ou à faire ? Pourroit-on
auſſi déterminer la cauſe d'un tel phénomène ?
Ce problême paroît digne de l'attention des
Anatomiſtes ; peut-être que ſon examen éclair-
ciroit des queſtions plus importantes.

ci n'entrent point dans une action particulière, en vertu de laquelle elles
s'agitent & se secouent.

Il a fallu la sagacité de *Weibrecht*,
pour appercevoir le peu de fondement
de l'opinion vulgaire; il a été nécessaire que M. de Lamure achevât de
détruire cette opinion par des expériences ingénieuses, sagement dirigées :
en est-il moins vrai, qu'il ne falloit
que faire ouvrir les yeux aux partisans
de cette opinion, & les instruire des
opinions des Médecins ? Que dis-je !
n'est-il pas évident que nos Auteurs
du pouls ont tous, depuis Galien,
trouvé dans les parois de l'artère, une
action propre qui la fait se contourner,
sautiller, s'étrangler dans quelques endroits, s'élargir dans d'autres, se rétrécir par un bout, s'élever dans un autre,
trembloter, serpenter, &c. ? Les diverses
classes d'inégalités qui ont été découvertes dans les divers pouls, ont rendu
ces vérités plus claires que le jour.

Le divisions qui ont été faites des
artères du poignet, en partie digitale,
en moyenne & en supérieure, divisions
puisées dans la nature, qui a appris que
ces diverses parties ne conservent pas
toujours le même calibre, & que l'ar-

tère n'eſt pas toujours à la même diſtance du rayon; tout cela, dis-je, a ſervi à démontrer l'action particulière & perſonnelle du corps & des parois de l'artère, action évidemment indépendante de celle de la colonne du ſang, qui ne peut d'elle-même dilater & rétrécir l'artère dans les divers points de ſa longueur, ſi celle-ci ne ſe prête à ces modifications.

Que M. de Lamure vienne, par ſes expériences lumineuſes, mettre ces faits à la portée de ceux qui ne ſont point exercés à tâter le pouls; c'eſt l'évidence même portée à ſon comble. Mais que par des expériences prétendues contraires, on vienne eſſayer d'ébranler toutes ces vérités, nous ne ſaurions nous rendre à de pareils enſeignemens, & il faut de nouveau recourir au tact du pouls, qui apprend auſſi à diſtinguer les cas où la colonne du ſang flottant librement dans l'artère, concourt à ſa dilatation & à ſon expanſion; ce que M. de Lamure ne nie point: un lavement pouſſé vivement dans les inteſtins, les dilate lorſqu'ils ne ſont pas aſſez ouverts pour le recevoir; cependant ces organes ont par eux-mêmes la vertu de ſe dilater au beſoin.

Tout cela veut dire que les Auteurs du pouls n'ont pu faire une seule de leurs obſervations, ſans ſentir en quoi péchoit, à cet égard, l'opinion trop communément reçue, ſur ce qui regarde la diaſtole. Un Médecin exercé au tact du pouls, n'a nullement beſoin de ces expériences, dont je craindrois même les ſuites; parce qu'elles rendroient problématiques des vérités de ſentiment, auxquelles il n'eſt pas poſſible de ſe refuſer.

Il faut donc bien ſe garder de perdre de vue, dans ces matières, le tact du pouls médicinal, pour y ſubſtituer les détails des expériences phyſiques. Celui qui cherche à s'inſtruire des deux manières, verra aiſément que celle des Médecins mérite la préférence.

3°. Harvée projettoit un ouvrage ſur l'application de la doctrine de la circulation, aux maladies : cet ouvrage n'a pas paru, & tout ce qu'on a dit ſur ce ſujet, n'y ſupplée point. On s'eſt borné à admettre la circulation Harvéienne, qui eſt une vérité de laquelle il n'eſt pas poſſible de douter : mais on n'a point ſuivi la circulation dans toutes ſes faces, dans ſes variations lors des maladies, & autrement : c'eſt principalement à ces variations que doivent faire attention ceux qui s'appliqueront à l'examen du pouls.

Les ouvrages des Médecins vraiment Praticiens, contiennent des observations éparses qu'il faut s'attacher à rassembler : les expériences physiques viendront, si l'on veut, à l'appui de ces observations : mais que des matières rebattues dans nos livres de pratique, ne deviennent point le sujet de prétendues découvertes, qui ne passeront pour telles qu'aux yeux de ceux qui ne font point instruits !

« La plupart des Physiologistes ne
» traitent la circulation qu'en gros : ils
» ne remarquent pas qu'elle peut être
» fort différente dans les gros vaisseaux
» & dans les plus petits. Chaque par-
» tie ne peut-elle pas même avoir sa
» circulation particulière, laquelle peut
» augmenter ou diminuer, sans que la
» circulation générale s'en ressente ?... Il
» y a une circulation générale, & bien
» des circulations particulières ; ce font,
» si on ofe le dire, comme de petits
» cercles qui viennent aboutir à un plus
» grand.... (a). Une partie enflammée,

____

(a) Recherches anatomiques sur les glandes :
1751.

» peut être regardée quelquefois, &
» en certain tems de l'inflammation,
» comme une forte d'organe particu-
» lier, qui fait pour ainfi dire, corps
» à part, & dans laquelle les mouve-
» mens des humeurs ne fe font point
» fuivant la marche & les forces de la
» circulation. Ces vérités étoient au
» fond connues des Anciens (a)..... S'il
» eft vrai qu'il y ait entre l'extrémité
» des artères & celles des veines, des
» vaiffeaux de communication.... dans
» lefquels les humeurs fe meuvent fui-
» vant les déterminations particulières
» des ofcillations, & fans fuivre les
» loix ordinaires de la circulation.... Si
» les anaftomofes ne peuvent fervir
» qu'à fournir aux humeurs des routes
» pour aller & venir, fluer & refluer,
» on fouftraira une grande quantité de
» vaiffeaux aux mêmes loix de la cir-
» culation.... Si le corps cellulaire ou le
» tiffu muqueux.... eft difpofé de ma-
» nière que les liqueurs qu'il contient
» puiffent y être mues en tout fens.....
» les loix de la circulation n'ont pas
» lieu dans ce tiffu muqueux, qui fait

(a) Recherches fur le pouls, Tom. premier,
page 340.

» lui feul, au moins la moitié du vo-
» lume du corps (*a*) ».

On peut confulter fur toutes ces propofitions, & les ouvrages de M. Robert (*b*) & une favante & très-excellente thèfe foutenue aux Ecoles de Paris, par M. Dupuy. On trouvera de proche en proche le fil qui doit diriger un Médecin obfervateur, & qui le met au-deffus des connoiffances purement phyfiques, qui fervent de fondement à la circulation Harvéienne : on parviendra à mettre à leur place des Maîtres de l'Art, que le goût d'une phyfique facile & légère, & celui d'une fuite de petites expériences, avoient fait prévaloir fur de plus grands qu'eux.

Ce font-là auffi les fources qu'on devra confulter, lorfqu'on voudra bien évaluer ce qu'il y a de favorable & de contraire aux progrès de la vraie théorie médicinale, qui doit embraffer & les cas contre nature, que l'hiftoire ordinaire de la circulation n'embraffe point, & la marche naturelle du fang dans fes vaiffeaux, que cette même

____

(*a*) Ibid. page 195.
(*b*) Traité des principaux objets de Médecine.

hiſtoire a renfermée dans des bornes trop étroites. Je ne dois pas oublier de recommander auſſi la lecture des ouvrages d'un Chirurgien ſage & ſavant, qui a ſu s'écarter de la route commune ſur cet objet (*a*).

Voilà enfin de quoi occuper ceux qui auront intention d'enrichir la phyſique & les Académies, de connoiſſances auſſi curieuſes qu'utiles, & de les appuyer par des expériences qu'ils pourront imaginer : cependant les Médecins ne ceſſeront d'être à la piſte de la nature, qui s'explique pour eux ſeuls, dans des maladies dont les Phyſiciens ordinaires ne ſuivent pas les phénomènes.

4°. J'ai oui dire que quelqu'un vient d'annoncer à l'Académie des Sciences, un Mémoire où il prétend combattre la circulation d'Harvée ; j'ai peine à concevoir une pareille entrepriſe : ce n'eſt pas-là du pyrrhoniſme, c'eſt de l'athéiſme : qu'on me paſſe cette expreſſion. Mais je n'en ſuis pas moins frappé de pluſieurs problêmes à réſoudre, de pluſieurs théorêmes à éclaircir, que j'ai oui propoſer ſur la circulation.

––––––––––––––––

(*a*)M. Fabre.

Je vais donner la lifte de quelques-unes de ces propofitions mal fonnantes aux oreilles délicates des Harvéiens, qui n'ont regardé la circulation que par le côté phyfique, qui eft le moins utile pour nous.

1°. Le fang reflue-t-il, ou non, du cœur dans les gros troncs veineux ? y reflue-t-il néceffairement, utilement, à chaque pulfation du cœur ? & ce reflux eft-il plus ou moins bien marqué, plus ou moins néceffaire dans divers mouvemens du corps, dans l'état de fanté, dans les diverfes phafes des maladies ?

2°. Le reflux du fang parvient-il jufqu'aux gros vaiffeaux de la tête, dans l'intérieur & dans l'extérieur, dans les finus & dans les autres vaiffeaux ? & ce reflux eft-il conftant, ordinaire, ou feulement néceffaire dans certains cas de maladie ?

3°. Le fyftême de la veine porte eft-il habitué à porter le fang des rameaux aux troncs, & des troncs aux rameaux ? & ce flux & reflux a-t-il lieu, comme ceux de la tête, & des environs du cœur, dans l'état de fanté, ou dans celui de maladie ?

4°. La poſition, l'uſage, le nombre des valvules veineuſes, même de celles du cœur, s'oppoſent-ils conſtamment au reflux du ſang, ou bien indiquent-ils ſeulement que ce reflux n'a lieu que dans certaines circonſtances? & dans quelles?

5°. Les vaiſſeaux cylindriques, ou d'égal diamètre, dans toute leur longueur, qui joignent les veines aux artères, appartiennent-ils à celles-ci ou à celles-là? & ſont-ils diſpoſés à empêcher le reflux du ſang vers les artères, à favoriſer ſon cours vers les veines, ou à le laiſſer refluer de ces mêmes veines? Et ces vaiſſeaux, s'ils ſont les ſièges des inflammations, ſont-ils indifférens à faire la fonction de veine ou d'artère, dans tous les ſens poſſibles?

6°. Le reflux du ſang a-t-il lieu dans les plus groſſes artères, & les gros vaiſſeaux contiennent-ils la colonne de ſang de manière à pouvoir la tenir, en certaines occaſions, dans un mouvement de balancement, ou de flux ou de reflux, qui porte juſqu'au cœur, & du cœur au poumon?

7°. Les vaiſſeaux artériels ne battent

ils pas quelquefois ſur la colonne qu'ils contiennent, ſans la déterminer à s'évacuer par aucune des extrémités, ſoit du côté du cœur, ſoit du côté de la peau ? Ne ſont-ils pas, ainſi que toutes les autres parties molles des animaux, ſujets à une ſorte d'érection, ou d'augmentation de ton & de ſenſibilité ?

8°. Y a-t-il des tems où la plus grande partie du ſang, engorgeant une grande quantité de vaiſſeaux, croupit, ou demeure dans un balottement, ou une ſorte de fluctuation, ſans mouvement progreſſif ? Et ces engorgemens ſont-ils quelquefois généraux, quelquefois particuliers ?

9°. Y a-t-il des occaſions où des branches d'artères appellant plus de ſang qu'à l'ordinaire, elles en contiennent auſſi, & en emploient davantage ; tandis que tous les autres vaiſſeaux en contiennent moins que dans l'état naturel ? & ces ſtaſes du ſang, ces tranſports différens de la circulation, en quelles occaſions ont-ils lieu ?

10°. Y a-t-il des portions conſidérables d'artères qui peuvent, faiſant la fonction de veines, reporter le ſang vers les gros troncs artériels ? & dans quels cas ces ſortes de reflux ont-ils lieu ? Qui des Anciens, ou des Modernes Harvéiens, a mieux écrit de tout cela, qui a mieux vu la nature, qui a mieux & plus complettement connu la marche des humeurs dans leurs couloirs, la circulation telle que la nature la produit dans l'état naturel & contre nature ?

11°. N'y a-t-il pas, dans les diverses circonstances où le corps se trouve, diverses positions & divers mouvemens violens, qui détraquent & qui suspendent, même pour long-tems, le cours du sang des artères aux veines, &c.? Ces dérangemens n'ont-ils pas lieu dans certaines maladies, & dans toutes leurs périodes ? Y a-t-il des âges & des tempéramens plus sujets que d'autres à ces révolutions, à ces grands arrêts du sang ?

C'en est assez, & peut-être trop de ma part, sur des questions délicates que je mets en avant, seulement pour réveiller les Observateurs, sur-tout ceux qui, s'adonnant à la connoissance du pouls, sont le plus à portée d'éclairer ces doutes, & d'évaluer, une fois pour toutes, la circulation Harvéienne : on s'est jusqu'ici contenté de l'admirer & de l'étudier, sans même oser porter la

vue

vue fur des faits, qui fembleroient la reftreindre dans des bornes trop étroites pour fes Amateurs.

Je devois auffi ces réflexions à ceux qui, pénétrés de la vérité de la circulation, telle qu'on l'enfeigne communément, & effarouchés de tout ce qui pourroit en diminuer le domaine, fe font, par cela feul, crus en droit de regarder nos obfervations fur le pouls, comme impoffibles, comme erronées, parce qu'elles ne peuvent avoir lieu avec le mouvement du fang, continuel & jamais interrompu, qui fe fait des veines dans les artères, tel que l'a conçu Harvée; mouvement qu'on a mal-à-propos confondu avec la vie même, & dont on a reproché l'ignorance aux Anciens, au point de les regarder comme de mauvais Médecins, parce qu'ils ne connoiffoient pas la circulation, à la manière des Modernes.

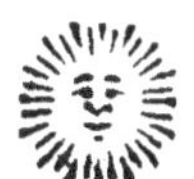

N°. LVIII.

DEUXIEME JUGEMENT de Monsieur PORTAL, Profeſſeur au Collège Royal.

*IL ne faut pas confondre ce Jugement de M. Portal, avec celui que j'ai rapporté précédemment : ici la doctrine moderne du pouls paroît mieux trouver ſon compte. Je m'explique.

M. Portal lut, l'année dernière, à l'Académie des Sciences, dont il eſt membre, un Mémoire dans lequel il établiſſoit, « 1°. que le poumon gauche » agit ſur l'aorte, dans les mouvemens » de la reſpiration. 2°. Que le poumon » droit reſpire avant le gauche ».

J'ai rendu compte moi-même de ce Mémoire, & on peut voir le Jugement que j'en ai porté, dans le Journal de Médecine du mois de Mars dernier : je me bornerai ici à rappeller ce qui a plus particuliérement rapport à la matière que je traite ; je veux dire « l'ac-» tion immédiate qu'exerce le poumon » ſur l'aorte, dans les mouvemens de » la reſpiration ». Voyons d'abord comment M. Portal s'explique sur ce sujet.

« La trachée-artère étant parvenue entre la seconde & la troisième vertèbre du dos, se divise en deux branches que les Anatomistes ont nommées bronches. Les bronches diffèrent entre elles par leur grosseur, leur longueur & leur direction. La direction de ces canaux souffre quelques variétés par rapport aux âges. Le fœtus qui n'a pas respiré, a la bronche gauche plus inclinée, plus postérieure que celui qui a respiré.... Les bronches sont tapissées intérieurement d'une membrane, laquelle est pourvue des lignes longitudinales parallèles les unes aux autres. Outre ces lignes ou replis longitudinaux, il s'en trouve un autre dans le point où la trachée-artère fournit la bronche gauche. Ce repli est formé en partie par la membrane interne de la bronche, &, en partie, par son premier cartilage, qui s'avance dans l'intérieur de ce canal : cette position du cartilage provient de l'inclinaison du conduit auquel il appartient ; & comme cette inclinaison varie, cette duplicature est plus ou moins saillante dans les différens âges de la vie....

» La bronche droite flotte librement dans la cavité de la poitrine qui la reçoit ; aucun obstacle ne s'oppose aux différens mouvemens que l'air, ou l'affaissement des côtes, lui fait produire : elle s'élève librement lorsque le poumon qui lui répond se dilate ; & elle s'abaisse avec une égale facilité, lorsque les poumons s'affaissent. Il n'en est pas de même de la bronche gauche : l'artère-aorte l'embrasse exactement ; ce vaisseau est même contraint d'obéir aux différens mouvemens qu'exécute la bronche sur laquelle il s'appuie.

» La connexion de l'aorte avec les bronches, est connue de quelques Physiologistes : il est surprenant qu'ils n'aient pas réfléchi sur les effets que ces deux vaisseaux doivent produire l'un sur l'autre. L'aorte, trop distendue, comprime la bronche, & empêche l'air de gagner le poumon gauche. La bronche, dilatée par l'air, ou relevée par la même cause, en pressant à son tour l'aorte, peut donner lieu à des palpitations de cœur très-violentes, & à beaucoup d'autres maladies.

» Dans un homme attaqué d'un anévrisme à la crosse de l'aorte, & qui avoit ressenti la plus grande difficulté

de refpirer, je trouvai la bronche gauche très-rétrecie par la compreffion
qu'exerçoit l'aorte fur elle ; & dans le
cadavre d'un afthmatique, dont le pouls
avoit été extraordinairement irrégulier,
je vis le poumon gauche rempli de tu-
bercules ; & la bronche du même côté,
par fon élévation contre nature, com-
primoit le bord concave de la croffe de
l'aorte.

» Mais voici une expérience qui démontre évidemment que le poumon,
ou fa bronche gauche, agit fur l'aorte.
Après avoir levé le fternum dans un
chien vivant, je foufflai dans la trachée-
artère, avec un tuyau de verre que j'y
avois introduit, à la faveur d'une ouverture pratiquée au deffous du larynx.
Toutes les fois que le poumon gauche
entroit en dilatation, je voyois la bronche s'élever avec l'aorte : au contraire
ces deux canaux s'abaiffoient, lorfque
j'exprimois l'air des poumons. Je con-
clus d'après cette expérience, que l'artère-aorte eft élevée & portée en avant
à chaque infpiration, & qu'elle eft
portée en arrière & en bas, lorfque le
poumon s'affaiffe.

» Cette remarque de phyfiologie me
paroît être de la plus grande impor-

tance pour la pratique de la Médecine. Non - seulement elle apprend jusqu'à quel point les maladies du cœur ou des vaisseaux sanguins peuvent agir sur les poumons; mais encore on voit manifestement que les vices de la respiration doivent se faire sentir sur tout le système vasculeux; car les inspirations trop grandes, trop souvent répétées, doivent accélérer ou retarder la circulation de nos humeurs; ce qui ne peut se faire sans causer un dérangement dans les fonctions : aussi remarque-t-on que, dans certaines affections du poumon, les artères battent de tems en tems, comme par soubresauts ».

Voici maintenant les inductions que je tirai de ces raisonnemens & de ces faits, établis dans le Mémoire de M. Portal.

« Ne pourroit-on pas trouver dans la contiguité qu'ont entre elles l'aorte & la bronche gauche, quelque raison pour expliquer le pouls pectoral décrit par M. de Bordeu? Je n'ignore pas que ce pouls se rencontre dans les lésions du grand lobe, ou lobe droit du poumon : on voit un exemple de ce fait dans le Tome premier des *Recherches sur le Pouls*, *Observ. XI.* Je n'ignore pas

encore qu'il ne faille chercher ailleurs
que dans la cause dont je viens de
parler, celle du pouls pectoral ; je veux
dire dans les trâmes nerveuse, cellu-
leuse & vasculaire de la poitrine, sur-
tout dans la première : mais je ne doute
pas que la connexité de la bronche
gauche avec l'aorte, ne puisse produire
des modifications dans le pouls, qu'on
peut nommer *modifications pectorales*,
ou *pouls pectoral*.

» Le pouls extraordinairement irrégulier, observé par M. Portal, dans le
malade asthmatique dont il parle, n'auroit-il pas été le *pouls pectoral d'irritation* ou *non critique*, ainsi que M.
de Bordeu l'appelle ? On peut du moins
croire que la compression qu'éprouvoit
l'aorte de la part de la bronche, dans
ce malade, étoit une cause suffisante
pour produire l'esprit de pouls qui y
fut observée, ou que cette cause seroit
capable d'en produire d'une toute autre
espèce.

» Je voudrois que M. Portal eût
décrit le pouls qui dut être remarquable
dans le sujet attaqué d'un anévrisme à
la crosse de l'aorte, qu'il cite immédiatement avant le premier ; peut-être

que cette defcription eût entiérement éclairci mon doute.

» Quoi qu'il en foit, il paroît que cet habile Anatomifte n'a pas .tout-à-fait méconnu l'exiftence du pouls *fupérieur*, lorfqu'il dit que, dans certaines affections du poumon, les artères battent de tems en tems, comme par foubrefauts. En effet, le pouls fupérieur, fuivant l'Auteur qui l'a décrit & dénommé le premier, *eft toujours remarquable par une réduplication précipitée dans les pulfations des artères,* &c. &c... »

1°. La connexion de l'aorte avec les bronches eft donc, fuivant moi, une caufe non équivoque des modifications qu'éprouve le pouls dans certains cas, dans certaines affections de poitrine, foit que la léfion appartienne à l'aorte, foit qu'elle appartienne au poumon. On fait que l'effet des léfions, eft d'occafionner un redoublement d'effort dans les organes : c'eft dans ce redoublement d'effort, & dans les irrégularités qui l'accompagnent, qu'il faut chercher les modifications du pouls, qui font produites par la caufe dont je parle.

2°. Je ne chercherai point à déterminer, jufqu'où cette caufe peut étendre son empire sur le pouls : je ne déciderai point, par exemple, si elle peut imiter le pouls nazal & le guttural, qui ont, ainsi que nous l'apprend M. de Bordeu (*Recherches sur le Pouls, Tom. premier, Chap. VII.*), une grande ressemblance avec le pouls pectoral : c'est à l'observation à nous éclairer sur ce problême, où le raisonnement manque d'un appui suffisant ; je veux dire d'une connoissance exacte des liens des parties, de leurs correspondances, & des diverses manières d'agir de chaque organe. Mais je puis hardiment assurer, que la cause énoncée doit surtout produire ses effets dans les affections de la poitrine, & agir sur le systême vasculaire, ou le pouls ; parce que les parties qui composent cette cavité, ont bien plus de rapport entre elles, qu'elles n'en ont, par exemple, avec la gorge, le nez, le cerveau.

3°. On peut concevoir, d'après ce que je viens de dire, pourquoi les lésions ou les affections du grand lobe du poumon, produisent aussi le pouls pectoral, comme je le remarquois plus haut. On concevra encore mieux ce fait, quand on se représentera toutes les parties, telles qu'on doit se les repréfenter, pourvues de fenfibilité & de mobilité : qui refufera ces propriétés aux nerfs du poumon, à la plèvre, à l'aorte elle-même, &c. ?

La connexion des bronches & de l'aorte peut donc occafionner des changemens, des modifications réelles dans le pouls ; foit que le vice exifte originairement dans les bronches, ou dans l'aorte ; foit qu'il réfide dans quelque autre endroit de la poitrine.

4°. Qu'on fe rappelle les trâmes nerveufes, vafculeufes, cellulaires & membraneufes, qui compofent cette cavité, & que l'œil apperçoit aifément dans les diffections anatomiques. Voilà de nouvelles caufes que la première peut mettre en jeu, ou qui peuvent la mertre en jeu elle-même.

La contiguité de l'aorte & de la bronche, l'efpèce de commerce qu'ont entre elles ces parties, peut donc influer de toutes manières fur le pouls. Cette caufe des modifications du pouls, mérite par conféquent l'attention de ceux qui s'occupent de cette branche importante de l'Art de guérir (le pouls) : elle doit fur-tout aiguillonner le zèle de l'Anatomifte à qui la découverte en appartient. La nouvelle doctrine du pouls s'applau-

dira véritablement, quand M. Portal
aura, par ſes obſervations faites ſur
le vivant, par ſes obſervations de pratique, évalué le fonds de ſa découverte,
& les avantages qu'en peut retirer la
doctrine dont je parle.

Fin de la première Partie.

www.ingramcontent.com/pod-product-compliance
Lightning Source LLC
LaVergne TN
LVHW010800060726
842527LV00002B/509